与医疗检查亲密接触

YU YILIAO JIANCHA
QINMI JIECHU

戴九龙　张建兴　冉鹏程 **编著**

军事医学科学出版社

金盾出版社

·北京·

图书在版编目(CIP)数据

与医疗检查亲密接触 / 戴九龙,张建兴,冉鹏程编著.
- 北京:军事医学科学出版社,2009.8
ISBN 978-7-80245-349-4

Ⅰ.与 Ⅱ.①戴… ②张… ③冉… Ⅲ.诊断学 Ⅳ.R44
中国版本图书馆 CIP 数据核字(2009)第 156030 号

出　版	军事医学科学出版社
	金盾出版社总发行
地　址	北京市海淀区太平路 27 号
邮　编	100850
发行部	(010)66931051,66931049,81858195
编辑部	(010)66931127,66931039,66931038
	86702759,86703183
传　真	(010)63801284
网　址	http://www.mmsp.cn
印　装	北京市顺义兴华印刷厂
发　行	新华书店
开　本	850mm×1168mm　1/32
印　张	4.5
字　数	73 千字
版　次	2009 年 10 月第 1 版
印　次	2009 年 10 月第 1 次
定　价	15.00 元

本社图书凡缺、损、倒、脱页者,本社发行部负责调换

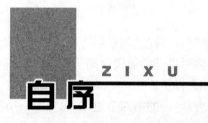

自序

ZIXU

　　有这样一句话：常将他病当己病，救得他生是我生。这句话一直激励着我，让我克服灯红酒绿的诱惑，在陋室里整整待了半年，终于编写完成了这套书。

　　在这半年里，我几乎每天都只能睡三四个小时，而白天还要从事繁重的医疗工作，长时间的超负荷写作给我带来了腰背痛和颈肩痛，也使视力短时间内严重下降，这些情况常使我走在放弃的边缘，但在一次次动摇与重拾勇气的过程中，终于到达了终点。

　　写完这套书的过程印证了一个我们常说的道理：坚持就是胜利。

　　这个道理同样适用于那些正在维护健康或反抗疾病的人：坚持维护下去，坚持反抗下去。

　　还印证了另一个道理：要想成功，就要作时间的主人。

　　这个道理同样也适用于那些正在反抗疾病的人：要想战胜疾病，就要作疾病的主人，而疾病寄生于你身体之上，你本来就是它的主人，所以你要认识它，了解它，然后战胜它。

　　写书过程印证的第三个道理：目标有多远，我们就能走多远。

这个道理也同样适用于那些正在维护健康或反抗疾病的人:你对自己的健康预期是什么样子,它最后就会倾向于什么样子。

写书过程印证的第四个道理:每天的一小步,就是人生的一大步。

这个道理同样也适用于那些正在维护健康或反抗疾病的人:每天好转一点,最终它会好起来。

我想起黄金法则的定义:掌握黄金的人制定法则。

同理可得到健康法则的定义:拥有健康的人制定法则。

希望每个人都是健康的,如此每个人都将是幸福的、快乐的,那么我便是幸福的、快乐的。

作为一个严谨的科学工作者,我誓不传播未经广泛验证的个人经验,誓不传递带有强烈个人感情色彩的信息,誓不宣扬人人都是医生的错误论调,但我希望这是一套值得每一个关心健康的人所想看到的书。

我不是在推销我的书,我是在推销健康。

感谢所有为医学作出贡献的先贤,感谢所有正在用医学为人们服务的精英,感谢所有以身试药的患者,感谢所有帮助这套书面世的人。

戴九龙　2008 年初春
记于花溪路 5 号

　　医学检查技术尤其是影像技术和实验室检验技术的快速发展是拉动整个医学技术迅猛发展的两匹骏马。现在，无论是西医还是中医，或是中西医结合医学，对辅助检查的依赖性都越来越强。

　　医学检查使诊断更快、更准确，使治疗更有针对性，使疗效的评价体系更加客观，使随访复查更加容易，使医师对病情的变化更加了如指掌。

　　随着各种相关技术和理论的进步，超声医学、放射医学等早已突破仅应用于辅助检查的局限，走入临床，成为新兴的治疗手段，如介入治疗以其微创性和有效性，正在受到患者广泛的欢迎。内窥镜技术既可用于检查、诊断，也可用于治疗，它的应用范围与介入治疗不同，但也达到了减少创伤、减轻痛苦的目的。

　　一部分医学检查不需要特殊准备，一部分医学检查需要患者在数小时前或更长时间内做好准备，而另一部分医学检查则需要在医护人员的帮助下做准备。

　　部分检查是完全无创的，到目前为止也还没有观察到明显的远期损害。部分检查对患者的身体有一定的伤害，但可以控制、减小或经一定处理后基本避免。

目 录

第一篇

影像学检查

　　影像学检查是最重要的辅助诊断方法之一，不但是临床治疗的重要依据，也为观察疗效、判断预后、随访复查提供了客观的评价体系。

　　目前应用于临床的影像学检查主要有放射、磁共振、超声、核医学四种，每一种方法都有不同的原理，都可以实现断层扫描，以切面图像的方式将人体内部结构显示出来；每一种方法又都用各种不同的技术来实现更细化的检查手段，如放射又可以分为透视、乳腺钼靶摄影、CT 扫描、普通 X 线摄影、计算机 X 线数字化系统（CR）、直接数字化 X 射线摄影系统（DR）、数字胃肠等。部分检查不但能观察解剖结构，而且能了解脏器功能。

　　影像学检查方法很多，每一种检查方法都有自己的优势和局限性，都不能包揽一切，不能完全取代其他方法。

◎与医疗检查亲密接触

虽然本书并不涉及介入学科的内容，但是需要指出的是，这门新兴的治疗学科主要是在影像学检查，尤其是放射学检查的基础上建立起来的。

1 数字减影血管造影检查(DSA)

一般常识

DSA 是一种 X 线成像系统,是常规血管造影术和电子计算机图像处理技术相结合的产物。

DSA 的基本原理:获得注射造影剂前后的图像,通过数字减影技术进行处理,去掉骨骼、肌肉等其他组织的图像,最后得到单纯的血管影像。

DSA 应用广泛,不但可以用于诊断疾病,也可用于治疗疾病。

DSA 是检查体内血管最重要、最详细的一种方法。它可以显示血管本身有无异常(如狭窄、阻塞、破裂等),也可以显示病灶与血管的相关位置以及病灶内部的血管分布等情形,可为医师提供诊断、治疗的重要依据。

DSA 也是介入治疗最主要、最基本的工具,它为血管疾病、肿瘤疾病(尤其是中晚期)、胆道疾病、心脏疾病(尤其冠心病和先天性心脏病)等提供了一种介于内科和外科之间的治疗方法,既能超越单纯内科治疗的效果,又能减轻常规手术的创伤和痛苦。

检查前准备工作

接受检查前 1 日尽量吃流质食物,前 4 小时勿吃任何东西(但必要药物如抗高血压、抗气喘、抗癫痫等药物,仍必须依医嘱照常服用)。

造影前禁食 3～4 个小时,腹部 DSA 应彻底灌肠。

术前做碘过敏试验。

术前必须检查凝血功能。

必要时使用镇静药,5 岁以下及不配合的患者可能要应用全身麻醉。

进入检查室前,要把身上的金属物品取下(如耳环、项链、发夹、胸罩、活动的义齿等)。

最重要是保持轻松的心情,与医护人员合作。

DSA 是有创、有一定危险性的检查(治疗)项目,医生会和患者(家属)谈话并签署同意书。

禁食是为了减少胃肠道内容物对图像质量的影响,也是为了减轻手术后的反应——尽管它不是常规手术,毕竟还是叫做手术。

对于一般患者而言,只需要局部麻醉就可以了,镇静药和全身麻醉并不是必须的,因此患者可以在整个过程中保持清醒,并随时和医师交流感受。

如果你是患者本人,那么请你保持轻松的心情与医护人员配合;如果你是家属,那么请在检查前做好安抚和辅导工作,在检查时等候在门外。大家的共同目的就是好好地诊治疾病。

主要应用范围

DSA 的临床应用分为两个部分:诊断疾病和治疗疾病。其诊断方面,DSA 是研究血管疾病和病灶血供情况的主要影像学方法之一;其治疗方面涉及到介入治疗学,换言之,DSA 是当前介入治疗最主要、最基本的工具。

用于冠状动脉、主动脉、四肢动静脉、脑血管、肺动脉等血管以及各实质性脏器造影,以诊断血管性疾病及肿瘤性病变。

冠状动脉造影诊断冠心病;心脏电生理检测用于诊断各种类型心律失常;心脏各房室、主动脉造影用于诊断先天性心脏病。

局部药物灌注治疗恶性肿瘤、股骨头坏死等。

溶栓治疗动脉或静脉血栓。

栓塞治疗颜面部、脑血管、肺部、肝、胃肠道、脾和四肢等处的疾病,主动脉、四肢动脉的球囊成形术及内支架置入治疗狭窄或闭塞性血管疾病。

支架置入术治疗晚期肿瘤引起的消化道狭窄、阻塞性黄疸、气管狭窄等。

椎间盘抽吸术治疗椎间盘突出症。

冠状动脉血管成形术(PTCA)及支架置入术治疗冠心病;射频消融术及起搏器置入术治疗各种心律失常;实施动脉导管未闭堵塞术及房间隔、室间隔缺损封堵术治疗先天性心脏病;球囊成形术治疗心脏瓣膜病等。

◎与医疗检查亲密接触

手术过程

进行 DSA 时,患者采仰卧姿势平躺在检查台上。以腹部 DSA 来说,一般均选择股动脉进行穿刺进针,检查用的导管就从这个位置进入人体,然后再进入目标部位,然后进行造影或治疗性的操作。在整个过程中,患者皆保持清醒,可与医护人员沟通。在置放导管时,患者一般不会痛苦,只在注射显影剂时会有灼热或刺痛的感觉。有时也可在肘、腋下或颈部穿刺血管。依病情差异,一般来说,整个过程需要半个小时至数个小时。

有任何不适,患者都可以随时告诉医师。

注意事项

患者在造影术中要保持安静平躺,配合医师手术。

患者在造影术后要保持安静平躺,8 小时内术侧下肢不能弯曲。

检查完毕后会在穿刺血管的部位压迫止血。穿刺部位须以沙袋压 3～4 个小时,家属应协助观察该部位有无异状(如渗血)。

检查后一般无需禁食。

优越性

DSA 最大的一个优势就是可以与介入治疗序贯地结合起来,完成很多诊疗项目,如冠心病的诊治。

DSA 在显示小血管、深部血管、血管生长特点等方面具有彩色多普勒超声无法比拟的优势。

虽然 MRA、CTA 也是目前优质影像中心常用的血管成像技术,但 DSA 是一种直接成像技术(尽管要应用数字技术进行减影),而不是 MRA 那样的血管重建技术。

DSA 做完了,并不表示整个操作结束了。如果压迫止血做得不好,穿刺处发生血肿的话,后面还得做一串检查和处理,既伤身体又费钱。因此,术后家属应当积极做好患者的思想工作,使其能够安静卧床足够长时间,必要时可以使用镇静催眠药。

◎与医疗检查亲密接触

对身体的伤害

DSA 是一种侵入性检查，虽然手术切口很小，但也是一种损伤。

DSA 需要注射造影剂，可能会发生变态反应，极度严重者会发生过敏性休克，甚至死亡。

可因血管收缩或血栓造成中风，组织缺血、坏死等（发生的几率为 1/1 000 ~ 5/1 000）。

术后压迫止血做得不好，会形成局部血肿。

极罕见的情况下，操作器材会断裂、遗留在体内。

虽然 DSA 是一项较为安全的操作，发生危险的几率很小，但作为患者或家属都应当了解这些危险。一般来说，术后血肿是较常见的，但也是容易处理的。

其他局限性

是大型设备,技术含量高,检查费用昂贵,介入治疗费用更昂贵。

在无创性方面,CT 血管成像(CTA)、磁共振血管成像(MRA)、彩色多普勒超声等其他血管成像术具有更大的优势。

由于有 X 线电离辐射,因此孕妇不适宜此项检查。

有哮喘、慢性肾病、多发性骨髓瘤、其他药物过敏病史、凝血功能障碍及甲状腺功能异常等疾病者不适宜此项检查。有其他严重疾病的危重患者也不适宜此项检查,除非病情特别需要而其他检查又无法满足这种需要。

DSA 与彩色多普勒等血管成像技术比较,信息相对单一(彩超可以获得血流速度、血流阻力指数、血管内膜厚度、狭窄程度等丰富的信息)。

2 计算机断层扫描(CT)

一般常识

CT 全称 Computed Tomography,译为中文即计算机断层扫描。目前已经较广泛地应用于临床的最先进的 CT 为 64 层螺旋 CT,我国多家大型医院已经配备。更多层数的 CT 还在试验阶段。

人体各组织器官的密度不同,因此对 X 线的衰减、吸收也有差异,CT 机上的球管所发射的 X 线经过人体组织的吸收和衰减,剩余的射线穿透人体被接收器接收,经过复杂的数学计算,在电脑上显示出人体内部精确的解剖结构图。

"工欲善其事,必先利其器",虽然诊断结果主要依赖于医师的水平和经验,但品质良好、细致入微的医学影像能使医生如虎添翼,得出更接近真相的结论。

　　CT图像是以组织器官的密度差异为基础的，是一种精确的二维重建图像，用"密度"一词来描述图像信息。以二维图像为基础，可以实现三维重建、四维重建，还可以实现很多其他高级技术，不但可用于疾病诊断，甚至可用于对木乃伊进行结构复原等尖端科研活动。

　　CT几乎可检查人体任何一个部位、任何组织器官，主要包括神经系统、呼吸系统、消化系统、泌尿生殖系统、内分泌系统、五官、骨与关节、肌肉和软组织等等。

CT检查在我国已经相当普及，在农村和城市均可获得，但诊疗水平和机器档次差异较大。

检查前准备工作

CT 检查一般无需特殊准备。

> 做好准备可以提高检查效率,是一种对自己负责的态度。

去除扫描部位的金属物,如腰带扣、钥匙。

行腹部 CT 检查的患者在检查前禁食 4 小时,检查当日忌食高糖和高脂的食物。

行直肠检查的患者需做肠道准备,扫描前 1 周不宜做钡餐消化道造影,因为肠腔内残留的钡剂会造成伪影,影响 CT 图像质量。

> 如果不懂如何为检查做准备,而护士由于忙碌也忘了告知,那么,主动去咨询医护人员,以免延误诊治。有什么比自己的健康更重要呢?

急危重患者需在临床医护人员的陪护下进行检查。

对有药物过敏、哮喘、甲亢、严重心脏病、严重肝肾功能不全的患者,需在检查前告之医务人员。

临床医师应在申请单上书写完整的患者信息,以协助放射医生提高诊断的准确性。

> 完整的病史资料既可提高诊断的准确性,也可避免漏诊、误诊等医疗差错。作为患者或家属,应当主动提供有用信息。隐瞒病史是对自己、对他人都不负责任的做法。

注意事项

X 线对人体有一定伤害，尽管先进的技术已经使这种伤害越来越小，并且检查所用的单次射线剂量完全能够控制在安全范围之内，但孕妇应当尽量避免做放射线检查(包括普通 X 线、CT 等)。

儿童做放射检查时，如果不是检查生殖系统，则最好对生殖器官进行防护；如果是检查生殖系统，也最好在其他检查手段不能诊断时再考虑 CT。

优越性

扫描时间快，成像速度快。

人体各组织器官均可扫描，基本无盲区。

空间分辨率和密度分辨率高。

可根据需要做各种图像后处理。

结合增强扫描及各种处理技术，诊断准确率较高。

通过联网的信息系统，可以实现远程阅片。

在为你的孩子做 CT 检查时，如果不是检查生殖系统，可以要求医师在孩子的会阴部覆盖防辐射物进行防护，以免对发育中的生殖系统造成损害，引起成年后的不孕不育或生殖器官病变。

对身体的伤害

X 射线对身体有伤害，但跟累积剂量和受照时间有关。

随着技术的进步，除特殊人群外，单次诊断性的 CT 扫描对人体的伤害可忽略不计。

所谓特殊人群，主要是指孕妇(即胚胎或胎儿，尤其是胚胎期)和儿童。

即使是特殊人群，如果病情需要，也应当考虑以诊治当前疾病为主，接受 CT 等放射线检查。

其他局限性

CT 机为大型设备，配套设施很多，要求有独立的、可屏蔽射线的机房，因此不能实现床边检查，无法满足不能搬动的患者的需要。

CT 机为贵重设备，科技含量很高，基本上都依赖进口，根据档次的不同，其配置成本需数百万至上千万，加之需要使用胶片、造影剂(CT 增强扫描)等耗材，还要进行昂贵的日常维护，因此检查费用相对较昂贵。

CT 的实时性没有超声检查好。

如果生病时正处于妊娠期，当医师开出放射检查申请单时，你一定要问 3 个问题：这个检查是必须的吗？它对这个阶段的胎儿有多大的损害？有没有其他可替代的检查方法？

3 磁共振扫描(MRI)

一般常识

磁共振扫描医学成像技术简称磁共振,即 MRI,是利用生物体内的一种原子物理现象实现的影像学检查方法。

磁共振是原子的一种物理现象。MRI 利用磁共振现象从人体中获得电磁信号,并经复杂的数学运算重建出反映人体解剖结构、功能状态等信息的断层图像。

磁共振用"信号"一词来描述其图像特点。

MRI 应用范围广泛,几乎适用于人体任何组织和器官,如颅脑、脊柱、脊髓、五官、心脏、纵隔、骨关节和肌肉、子宫、卵巢、膀胱、前列腺、肝、肾、胰、乳腺、甲状腺等等。

MRI 对神经、血管、软组织等的功能和病变的诊断、研究最具价值,对肺、密质骨等有一定局限性。

不同的影像学检查应用不同的物理学原理,其适用范围有重叠,也有差异。不同影像学方法的诊断能力可因病种不同而有差异,因此,有时一种影像学检查完毕后,不能确定诊断时会建议使用另一种影像学检查(以及其他辅助检查),这是正常现象。

一般而言,高场强的磁共振仪成像质量和速度更好,常见者为3.0 T(特斯拉)的机器,目前少数大型医院有配置。

检查前准备工作

摘除一切金属物品。

必须确定体内无金属植入物、无起搏器、无金属义齿、无金属假肢、无弹片存留等。

使用非开放型的磁共振仪检查,需事先对患者进行心理安抚,避免产生幽闭综合征。

MRI 检查的时间相对较长,事先应与患者沟通,使其免于恐慌、躁动。

> 对于军人,尤其是从战争年代走过来的退役军人,体内有弹片存留的可能性非常大,因此询问这个特殊群体的相关病史非常重要。这个群体的患者或家属也应当积极回忆相关病史并告知医师,以免检查时发生危险。

　　检查前,临床医师应当评估患者的状况。对于危重但尚能接受 MRI 检查的患者,应当安排医护人员陪同;对于不适宜 MRI 检查者,应当尽量采用其他影像学检查方法。

　　有精神症状的患者及小儿可能需要使用镇静药或麻醉药,以便检查可以顺利进行。

　　原则上,带有节育环的患者检查时,应当去妇科将环取出后再进行检查。

　　对 CT 而言,金属制品只是造成伪影、影响诊断;而对 MRI 而言却可能造成机器损害或人体伤害。笔者所在的医院就发生过输液架被高强度磁场吸入机房的事故,所幸只是损伤了机器,没有造成人身伤害。

注意事项

高强度的磁场会对金属物品产生强大的作用。

金属物品不能进入甚至不能接近机房，否则会造成十分严重的后果。带有心脏起搏器、人工关节、金属义齿、假肢或体内有弹片存留的患者(特殊钛合金材料者除外)不能使用此项检查。正在进行输液治疗的患者必须拔除针头后才能检查,输液架、针头等金属物品绝对不能接近机房,尤其是已经开机、磁场已经形成的机房。

妊娠 3 个月内不适合检查。

严重驼背、特重、特胖及无法合作的患者不宜做此检查。

对于绝大多数人来说,MRI 是一项安全而有效的检查。

优越性

信息量大于医学影像学中的其他许多成像术,不但在诊断范围、诊断准确性等方面已经有相当大的优势,而且还有很大的潜在优势待于开发。

可以直接做出横断面、矢状面、冠状面和各种斜面的体层图像。

不会产生 CT 检测中的伪影。

无电离辐射,对人体没有明显的损害作用。

可以提供病理和生化方面的信息, 可以用来研究组织器官的功能。

软组织的分辨率比 CT 高。

我们很容易注意到,CT 有平扫和增强扫描, 实际上,MRI 也有增强扫描。

由于二者原理不同,造影剂的类别自然也不同。

影像检查的造影剂都是很安全的药物, 其事故发生率非常低, 因此很多医院已经不再做过敏试验(如碘过敏试验)。

◎与医疗检查亲密接触

对身体的伤害

磁共振检查作为一种生物磁成像技术，和 CT、核医学、X 线等成像技术有根本的区别。基于目前的研究结果，在检查剂量上，它对人体基本无损害作用。

如果使用的是旧型号的非开放式机器，由于要在机器内狭窄的检查空间里呆较长时间，少数人可出现幽闭恐惧症，产生紧张、恐惧。

> 新型号的机器都是开放式的，检查时间也较以前大大缩短，因此，在设备比较先进的医院里，你再也不用怕"幽闭恐惧症"了。

其他局限性

设备昂贵，技术壁垒高，基本依靠进口，因此检查费用较昂贵。

设备养护成本高。

相对于 CT、超声、X 线来说，MRI 的检查时间较长，一方面限制了检查数量，另一方面增加了患者的等候时间。

对骨骼和钙化的成像不如 CT，对肝、胰腺、肾上腺、前列腺等的检查不比 CT 优越。

不适合危重患者。

由于是大型设备，辅助设施很多，需要独立的机房，因此机动性差，不能实现床边检查。

4 超声检查(US,B超,彩超)

一般常识

超声是指频率在 20 000 Hz 以上的机械振动波。

超声在医院的应用主要是诊疗疾病, 如用超声诊断仪(黑白超声仪、彩色多普勒超声仪)进行疾病诊断、术前定位、术中监测、术后复查、超声引导下穿刺,用超声刀代替常规手术刀治疗肿瘤,用超声进行洁牙等。

使用超声诊断仪进行疾病诊断或治疗(主要是介入治疗)的科室在不同的医院有不同的叫法,可能叫做超声科、B超室或功能科。

本检查是妇产科最常用的检查项目, 常常是首选的影像学检查项目。对于产科来说,由于超声检查具有无创、无伤害、价格低廉、操作性强等优点,更加是产检时必不可少的项目。

除了常规检查之外,超声也有增强检查,即超声造影。超声造影的原理跟 CT 增强扫描一样,但它的造影剂更安全,注入人体的剂量更少(只需要 2.5 ml),且 15 分钟左右即可完全经呼吸道排出。

检查前涂在身体表面的物质叫做耦合剂，可以使探头与人体紧密接触，是检查时必须的。

超声扫描后得到与 CT 和 MRI 等相似的断层图像，医师使用"回声"一词来描述图像信息。

随着超声诊断技术的不断进步，除密质骨等少数组织与器官外，超声已经可以检查人体绝大部分的组织与器官，包括在颅脑外科手术床旁实时监测颅内病灶的情况，协助神经外科医师顺利、安全、快速地完成手术。

检查时无需像 CT 和 MRI 那样去除饰品、手表、钥匙链等物品，但因为探头必须与人体密切接触，因此检查部位的体表不能有异物遮挡，如药膏、浓厚毛发等。

超声除了用于诊断疾病，还可用于治疗疾病。常见的有，口腔科用超声来洁牙，肿瘤科用超声来治疗肿瘤（即所谓超声刀，是一种高强度聚焦超声），骨科用超声来辅助治疗骨折。

检查前准备工作

超声检查一般无需特殊准备,需要准备的主要有以下几种情况:

需要检查胆囊时,必须空腹 8～10 个小时,因为进食会使胆囊排出胆汁而收缩,以致无法观察到胆囊的情况。

> 由于要禁食 8～10 个小时,肝胆的检查常常放在上午进行,因为前天晚上的睡眠时间即是禁食时间,只要检查当日不吃早餐即可。

检查泌尿系统、经腹检查前列腺或精囊腺时,需要充盈膀胱,但无需过度充盈,过度充盈反而可能导致探查困难。

经腹部检查妇科脏器时,需要充盈膀胱且充盈度应比检查泌尿系时高。

> 如果上午检查泌尿系等需要充盈膀胱的脏器,晨起时可不排尿,这样就无需专门大量饮水来充盈膀胱,从而减少了等候时间。

　　检查腹部脏器时,前日忌食产气多的食物,否则胃肠道内大量的气体会影响探查。

　　如单独检查胰腺,可带 1 瓶约 500 ml 的矿泉水备用,因为普通条件下胰腺探查欠清时,可迅速大量饮水,用胃内的水作透声窗。

　　如探查多毛发部位的病灶,如头部、会阴部等处,需提前剃掉病灶处的毛发,否则超声波无法透过。去掉体表的异物(如药膏)。

　　检查前关闭手机。

　　做好准备,就可以减少等候时间,如果是急诊患者,这一点非常重要。如果不是急诊患者,那么可以先预约时间,这样就可以避免无谓的等待。目前很多医院都有预约服务。

注意事项

其他胃肠道的检查应在腹部器官超声检查后进行,如胃肠镜、消化道钡餐等。

静脉肾盂造影(IVP)、增强 CT 等检查会影响腹部脏器的探查,最好后于超声检查。

超声检查相对廉价,如诊断准确性等方面无明显差异,宜将超声作为首选检查。

女性患者检查时注意保护隐私。

如果检查部位要敷药,应当先检查,后敷药。

如果是女性,在检查时可以要求有第三者在场,在检查乳腺或妇科时也可以要求由女医师来检查,如果条件允许的话。

优越性

设备相对便宜，检查费用较低廉。

可以取得任意切面的断层图像，且实时性很好。除了复杂病例，一般可当场出报告。

可重复性好，在一次检查中可以对感兴趣区域反复检查，而不需要图像后处理技术。

设备移动性强，可以推到病房帮助一些不能移动的患者进行床边检查，可以推到体检单位进行现场体检。

对人体基本无伤害。

不需要胶片，减少了成本。

检查速度快，检查范围基本覆盖重要器官，适合进行大规模的体检。

由于超声检查具有非常多优点，目前很多医师均将其列为首选的影像学检查项目，只有在超声检查无法提供有效诊断意见时，才考虑其他昂贵的但可能更有效的检查，如CT、MRI。

超声检查也是常规的体检项目，女性主要检查妇科、乳腺、肝、胆、脾、胰、泌尿系，男性主要检查肝、胆、脾、胰、泌尿系和前列腺。

对身体的伤害

超声波对人体的生物学效应主要包括热效应、空化作用、机械作用（声压及力作用造成组织损伤）。

现阶段的研究表明，即使反复接受超声波检查，诊断剂量的超声波对人体也几乎无伤害，因此每日均长时间暴露于超声波环境下的超声诊断医师均未采取任何防护措施。

长期暴露于超声波能量场内的孕妇（如怀孕期间的超声诊断医师）宜防护，因为早期胎儿能承受的剂量与能量范围与其他人不同。

由于超声检查对人体基本无损害，在超声诊断的有效范围之内，它成了观察疾病变化的首选检查项目。

不能自行到超声科检查的住院患者，可以要求床边检查。床边检查会加收费用，经过价格调整后，目前在广州，床边检查费用加收率已经很低，绝大多数人均可承受。

其他局限性

质量好的高档机器尤其是彩超,基本依赖进口。

目前最高档的彩超仪一般不超过 300 万元,但对于中小医院来说仍然较昂贵。而彩超的优势是 B 超无法比拟的。

对骨骼、胃肠、肺部、神经系统以及微小血管等的检查还有相当的局限性。

受患者自身情况及医师个人经验的影响较大。

检查部位有大面积溃疡、糜烂时,不宜检查,因为耦合剂不是无菌的。

5　静脉肾盂造影检查(IVP)

一般常识

经外周静脉注射造影剂到人体,再利用 X 线对泌尿系统进行检查。

造影剂经外周静脉注射到人体后,经过循环到达肾,由肾分泌,经由输尿管、膀胱排泄。X 线可追踪这一过程,将其中典型的图像记录到胶片上。

可检查泌尿系疾病,如结石、结核、肿瘤。可了解肾脏、输尿管的位置,诊断先天性变异和畸形。可了解肾的分泌功能。可协助判断腹膜后病变与泌尿系器官的关系。

> IVP 检查所见均是间接影像、叠加影像,因此,它的价值多是提示病变而不是确定病变,它主要能够提示病变的位置、大小、范围及与周围脏器的大致关系。在泌尿系畸形方面,它具有一定的确诊能力。

检查前准备工作

检查前 1 天晚上临睡前服泻药,以减少肠道内物质(如粪块)对检查的干扰。

禁食、禁水 12 个小时。

检查前排尿,使膀胱空虚。

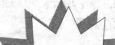

由于是 X 线平片,腹部所有脏器的影像会重叠在一起,因此减少泌尿系统外脏器的干扰很重要。

注意事项

本检查无创,但有 X 射线伤害。

检查过程较长,且略有不适。

危重患者不能承受本检查

任何事物都有两面性,都有优势与短处,因此彼此都不能完全取代。

优越性

对于 B 超等检查的盲区(如输尿管中段)有一定的诊断能力。

可了解肾的分泌功能。

对了解泌尿系统发育异常有重要价值。

由于 B 超的广泛应用,目前,在诊治泌尿系疾病时,医师会将 B 超考虑为首选的影像学检查方法。B 超具有价格低廉、无创无痛苦、检查迅速、可重复检查、可动态观察等特点,因此具有很大的优势,但 B 超也有局限性,如在泌尿系统畸形、输尿管病变等的诊断方面不如 IVP 直观、有效。

对身体的伤害

X 线对人体有电离损伤。

检查时间相对较长,人体在 X 线中暴露的时间相对普通 X 线摄影、X 线透视较长。

检查过程中需要使用加压板,对患者可造成一定程度的痛苦。

如果 B 超等其他影像学检查不能确诊疾病,那么 IVP 检查也是必要的。

通常,B 超等不能确诊疾病时,医师会建议 IVP 检查。

其他局限性

胶片上显示的图像是人体腹部、盆腔所有组织器官以及胃肠道内容物和造影剂的叠加图像，不是 CT 那样的断层显像，易受干扰。

存在一定程度的假阳性和假阴性。

IVP 检查只能观察到静止的二维图像，而 CT 可观察到更细微的断层图像，彩超不但可动态观察二维图像、内部结构，还可了解病灶的血供情况。

不适用于危重患者。

机动性差，不能进行床边检查。

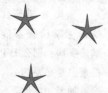

6 乳腺钼靶摄影

一般常识

用金属材料钼做成靶面和滤过板,使用软 X 线进行乳房检查,叫做钼靶 X 线乳腺摄影。

原理与普通 X 线摄影相同,只是由于乳腺是浅表软组织,所采用射线的强度、焦点、穿透性有差异。

本检查主要用于乳房疾病(包含腋窝)。

在一些医院,这项检查又被叫做"乳腺高频检查"。本检查属于放射科。

现在很多单位都将钼靶 X 线乳腺摄影作为一个常规的体检项目,这对乳腺疾病(尤其是乳腺癌)的早期发现和普查具有相当重要的意义。

对于中老年女性来说,由于乳腺癌的发病率在 40 岁以上进入高峰(北京、上海、广州、深圳等较发达城市乳腺癌有年轻化的特点),而本检查对乳腺癌灶内的钙化点较敏感,因此如果经济条件允许,每年做一次本项检查是必要的。

检查前准备工作

月经期后的 3 ~ 7 日是月经周期的增殖期,这一时期增生的乳腺导管上皮退化,小叶内间质开始变得疏松,适合进行钼靶检查。绝经后妇女没有特殊准备。

检查前需要除去上衣、文胸。

本检查无需特殊准备,无需注射药物,也无需空腹、饮水。

注意事项

注意选择检查时间。

女性朋友要注意保护隐私,确保门窗关闭,检查室内没有非医护人员在场。

男医师做检查时,原则上应当有第三者(须为医护人员)在场。

优越性

对于诊断乳腺癌，尤其是早期乳腺癌有较高的价值，可以发现B超不敏感的钙化灶。

可以作为体检筛查的手段。

对身体的伤害

X线对人体造成电离损伤。

检查时需夹住乳房，因此部分人会产生不适。

本检查是乳腺检查的一个重要项目，但对于中青年女性来说，也许乳腺彩超更合适，因为彩超具有无创、无电离损伤、价格低廉（目前广州三甲医院的价格为135元）、可获得任意位置切面图等优点，而且在诊断疾病的价值上并不逊于本检查，甚至在某些方面大大优于本检查。

一般来说，单次检查的电离损伤对人体健康影响不大，但孕妇应注意，尽量采用超声检查乳腺。医师会根据你的情况进行选择。

其他局限性

X线对人体有损伤,因此不能反复使用。

摄影所得图像为重叠图,在病灶位置的判断上有一定局限。

乳房很小的患者检查有难度,乳房很大的患者因腺体较厚,可漏诊小病变或误将致密组织当作病变。

腋窝淋巴结的检查受限。

年轻女性的致密乳腺可能使诊断产生困难。

价格较 B 超甚至彩超高,设备移动性不如超声诊断仪。

乳腺彩超检查具有无创、价格相对低廉、可反复检查、可实时检查、可获得任意切面的图像、可准确检测肿瘤的血管情况、可准确检查腋窝淋巴结等多种优势,而在乳腺癌的检出敏感性方面并无显著性差异。因此虽然超声对钙化的敏感性不如钼靶 X 线,但彩超技术的飞速发展和乳腺超声造影、乳腺弹性成像等新技术的出现使超声更适合作为常规检查、首选检查使用。

7 核医学检查(NM-ECT)

一般常识

核医学成像技术即发射型计算机断层扫描成像,分为两种,一种是 SPECT(单光子发射型计算机断层扫描),一种是 PET(正电子发射型计算机断层扫描)。

本节主要介绍 SPECT,至于 PET,留在分子(影像)学检查部分详细介绍。

基本原理:放射性药物引入人体,经代谢后在脏器内外或病变部位和正常组织之间形成放射性浓度差异,将探测到的这些差异通过计算机处理再成像。

ECT 和 CT 均是利用放射线进行成像,不同的是,CT 的射线是外照射(即射线由 CT 机发出,穿透人体后又由 CT 机回收),而 ECT 的射线是内照射(即患者注射或服用放射性药物后,射线从人体内部发出,由 ECT 机接收)。

ECT 成像是一种具有较高特异性的功能显像和分子显像,除显示结构外,着重提供脏器与病变组织的功能信息。

本检查适用于多个组织和器官,如骨骼、甲状腺、涎腺、脑、肺、心、肝、盆腔、脾、肾、胃肠道、淋巴结、移植器官、肾上腺、睾丸、前列腺等,尤其对内分泌器官、心脏、肾等的功能评价以及对骨转移瘤的诊断有着十分显著的优点。

PET 对于各种肿瘤的早期诊断、肿瘤疗效的评价、人体组织和器官的功能研究等很多方面有着其他检查无法比拟的优点。

我们日常提到的 ECT,一般是指 SPECT。SPECT 在国内很普遍,而 PET 因为造价极为昂贵,仅在极少数大型综合性医院内有配置。

检查前准备工作

脑血流断层显像检查前1～2日尽量停服扩脑血管药,以增加检查的灵敏性。

心肌灌注显像检查前1天应停用硝酸甘油、易顺脉、地奥心血康等药物;行运动负荷试验者最好在前2日停用心得安、心律平、倍他乐克、异搏定、甲氧乙心安等药物;行心肌药物负荷试验者应于24小时前停用潘生丁、多巴酚丁胺及氨茶碱等药物。

ECT检查的准备工作比较专业化,应当在核医学科医师的指导下完成。

心血管药物对检查结果影响较大,应当遵医嘱停用,如果因病情需要不能停用,则宜推迟检查或选择其他检查方法,如心脏彩超。

全身骨显像注射显像剂后的 2 个小时内尽量多饮水，检查前排空小便，如有尿液污染衣裤、皮肤，应擦洗皮肤及更换衣裤后方可检查；有植入金属假肢、乳房假体的应告知医师所植入的部位；检查前 2 日不宜做钡餐、钡灌肠等检查。

肾小球滤过率测定尽可能在检查前 3 日停用利尿药。

甲状腺显像按医嘱停用含碘的药物及富碘的食物。

除去金属物品，如首饰、金属纽扣、皮带、钥匙、硬币等。

对于影像学检查而言，除了超声检查之外，一般都要求去除随身金属物品，其中 CT、MRI、ECT 等要求去除全身金属物品，而 X 线摄影或透视等要求去除检查部位的金属物品以及其他异物。

注意事项

注射放射性药物后，患者成为一个放射源，不能四处走动接近他人，尤其要注意回避孕妇，以免对其他人造成放射性损害。

B超等其他检查应先于本检查完成。

孕妇不宜做此项检查。

> 一般而言，医务人员或护工均了解这一点，因此会注意安排各种检查的顺序。如果未事先安排，可以向做其他检查的医师请求优先照顾，提前做完其他检查，以便顺利完成本检查。

优越性

可以利用影像学手段进行分子生物学层面的研究，通过研究细胞的糖、蛋白质和氧代谢等，可实现疾病的诊断、功能的判断。PET的这一优势更加明显。

应用PET可实现原发或转移性肿瘤的极早期诊断、性质鉴别、疗效评价。

肾图仪可以对单个肾的功能进行研究，突破了实验室检验肾功能时只能同时的局限。

对于恶性肿瘤的骨转移或骨（关节）恶性肿瘤的诊断来说，ECT检查具有显著的优势。

对身体的伤害

本检查需要将放射性物质注射入人体，因此存在着电离损害。

和 CT 等放射学检查不同的是，放射学检查的电离损害来自仪器，人一旦离开机房即脱离了放射源，而本检查中，注射了药物的患者本身成为放射源。

注射放射性药物后，部分患者会有不适感，有时还会发生呕吐等不良反应。

医师会评估每项检查的作用和缺点以及它的适用人群，因此，只有在一项检查利大于弊的时候，才会被医师采用。

其他局限性

空间分辨率和时间分辨率不及CT、MRI 和超声。

实时性不高,检查时间相对较长。

检查范围不如其他影像学方法广泛。

PET 在某些方面的价值远远超过其他检查,但其造价极为昂贵,主机和辅助设备的总造价高达几千万元,因此其检查费用高昂,无法普及,经济条件差的患者也无力承受。

无法实现床边检查。

注射用的放射性核素一般只能在中心城市的专业实验室内进行配送,使用较为不方便。

8　影像学其他检查

X 线透视

主要应用于肺、心脏、大血管、急腹症、金属节育环等的检查。

操作简单、价格价廉,能观察上述人体器官的活动状态。

可当场取得诊断报告,一般没有胶片。

患者须脱去过多的较厚的衣服,摘除随身佩带的首饰(如项链等),去除膏药。须听从医师口令转动体位,深呼吸。

透视是最基础的影像学检查,如果发现阳性征象,医师一般会建议进一步检查。

X线摄影

X线平片普遍应用于心、肺、骨、关节和急腹症等。

有胶片，一般急诊0.5小时、平诊2小时可取报告，十分紧急的可先取得口头报告。

患者充分暴露拍片部位，除去拍摄部位的异物。拍胸片时，脱去衣服，摘除胸罩、项链、膏药等物品，换上专门的衣服。

摆好位置后不要移动体位，听从口令，直至拍片曝光结束。胸部(肺)摄片时需屏住呼吸。

应用较广泛，无需特殊准备。

近年已得到广泛应用的DR和CR是X线摄影的两种更高级形式，价格稍贵，但能得到清晰的影像，能大大提高诊断效率。

简易X光机可移动性强，能够提供床边检查，适用于危重、昏迷或不能自主行动的患者。

消化道造影

消化道 X 线检查需借助造影剂（硫酸钡）口服或肛门灌入方可对疾病作出诊断，可帮助发现早期肿瘤、溃疡、炎症及先天发育异常。

消化道造影可分为食管造影、胃十二指肠造影、小肠造影、结肠造影等。

在一些设备稍好的医院，胃肠道检查已经实现数字化，称为"数字化钡餐检查"。

食管造影

适用于：吞咽困难或不适查因；明确食道肿瘤的性质、部位和范围；了解门脉高压患者有无食管静脉曲张；食管先天性疾病；了解纵隔肿瘤、心血管病等对食管的外压性改变。

术前一般不需特殊准备。食管静脉曲张大出血、腐蚀性食管炎急性期不适合做此项检查。

胃十二指肠造影

适用于:上腹部症状及肿块查因;先天性胃肠道异常;胃、十二指肠手术后复查。

空腹,禁食 6 小时以上。

检查前 1～3 日少吃带渣食物,不服钙、铁剂等重金属药物。

胃肠道出血急性期、胃肠道穿孔及肠梗阻不适合此项检查。

小肠造影

适用于:胃肠道出血;原因不明的腹痛、腹泻;小肠炎症及肿瘤。

空腹,禁食 6 小时以上。

检查前 1～3 日少吃带渣食物,不服钙、铁剂等重金属药物。检查前晚服缓泻剂如番泻叶等,以消除肠道内容物的干扰。

检查需分次口服造影剂，逐段跟踪拍片，费时 4~6 个小时。

胃肠道穿孔、急性胃肠道出血不适合此项检查。

本检查需要的时间较长。由于小肠很长，迂曲走行于腹腔之内，多数检查方法均有一定局限性，因此本方法成为检查小肠的主要方法之一。

结肠造影

适用于：慢性结肠炎、结肠肿瘤、息肉；结肠先天异常；结肠梗阻及套叠的诊断和整复。

检查前日不吃有渣食物，不服钙、铁剂等重金属药物。

检查前晚服缓泻药如番泻叶等，以消除肠道内容物的干扰。

本检查需要的时间较长，需耐心等候。检查时应尽量放松心情。

检查当日空腹，早晨清洁灌肠 2 次。

结肠穿孔、结肠急性炎症不适合此项检查。

子宫输卵管造影

是妇产科检查子宫及输卵管疾病常用的检查方法之一。

可用于诊断子宫和输卵管畸形、肿瘤，原发性或继发性不孕等疾患。

造影日期选择在月经干净后 3~7 日。

造影前 3 天禁止性生活，避免感染。

造影前半小时做碘过敏试验。

引起不孕的原因很多。子宫、卵巢、输卵管、阴道等女性生殖器官的炎症、肿瘤、先天发育异常均可导致不孕，其中输卵管因素是很重要、很常见的因素。

术前应排尽大小便,避免出现外压假象。

造影结束休息 15 分钟方可离开,如感到下腹痛或腰酸痛等要观察 60 分钟,必要时对症治疗。

造影后 2 日内不得有性生活。

不孕不育是多发病、常见病,也是一个世界性的难题。那些凭借广告宣传的医院多数有名无实,所宣称的国家级专家、世界级诊治技术往往并非真实的。各位患者朋友一定要到正规医院诊治,以免上当受骗。

炎症、先天性因素、肿瘤性病变等均是引起输卵管狭窄或不通的重要原因,其中又以炎症最常见,以肿瘤性病变较少见。

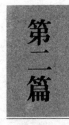

实验室检查

实验室检查是最重要的辅助诊断方法之一，不但是临床治疗的重要依据，也为观察疗效、判断预后、随访复查提供了客观的评价体系。

实验室检查的项目很多，目前常见的是生化检查、免疫学检查、微生物检查等，亦可分出血液学、体液学、输血学等多个分支。与影像学检查不同的是，实验室检查的数据多数可以在短期内出现较大变动，因此很多项目需要反复检查、动态检查。还有一个与影像学检查的不同之处在于实验室检验的对象都是离体标本，而不是患者本体。影像学检查是通过病变的特征顺推诊断，而实验室检查则是通过病变在标本上的反映逆推诊断。

最常见的实验室标本即血液、尿液、大便，其他如精液、脑脊液、痰、分泌物、胸腔积液、腹腔积液等均是较常见的检验标本。

绝大部分的实验室检查都在检验科完成。少数医院会将部分项目细分出去，在中心实验室等相关科室完成。

实验室检查

一般常识

检验科是医院的重要辅助科室，它可以完成临床化学、临床微生物学、临床免疫学、血液学、体液学以及输血学等各分支学科的相应工作。

人体的各组成成分、代谢产物、分泌物、病理产物等都有一个参考正常值，通过人工或仪器的手段取得各离体标本的实际值，通过和参考值比较，可以协助诊断多种疾病，并对治疗疾病提供其他相关帮助。

血、尿、便为最常见的3大标本。

除了尿液、精液等少数标本外，绝大部分标本都需要医护人员或检验科技师采集。门诊患者的标本多数是现场采集，而病房的标本均是统一采集后由护士（或护工）集中送入检验科。

检验科主要的检查大项包括：生化检查（肝肾功能、糖尿病监测、血脂、心肌损伤相关指标、贫血相关指标、离子、酶等）、免疫学检查（感染相关指标、病毒标志物、肿瘤标志物、特种蛋白、自身抗体、代谢相关项目、激素相关项目等）、微生物检查（细菌培养、药敏试验等）。

根据标本的不同，可以分为血、尿、粪、其他体液、脑脊液等检查。

一些医院的检验科是统一的，而也有一部分医院的病房检验科和门诊检验科是分开的。看病时要注意这一点，以免来回奔波。

标本采集注意事项

基本的注意事项如下，实际采集标本时有更详细的规定：

糖类、脂类标本必须清晨空腹采血。

除糖类、脂类以外的血标本，原则上均应清晨空腹采血，如需随时抽血，须注意抽血前勿吃高脂饮食。

如果你是住院患者，则标本有专人负责留取，只要不是紧急检验的标本，前1日均有护士提醒相关事项，因此不易出错。

尿常规标本以晨尿为最好，随机检验时以中段尿为宜。

尿妊娠试验标本以晨尿最佳、绒毛膜促性腺激素浓度最高。

如果你是门诊患者,如果需要准备一段时间后才能采集标本,则一定要问清楚注意事项,以免延误检查。

找结核杆菌的痰标本,以清晨起床后用凉开水漱口的第一口深部咳出的浓痰为最好。

洁尿培养的尿标本,采集前对尿道口进行消毒,再留以中段尿送检。

如果忘记了准备事项,应重新咨询医师。不能马虎了事,那样会影响检验结果,是对自己不负责的态度。

精液和前列腺液标本要在医师指导下留取。

白带标本由妇科医师留取后立即送检。

其他一些特殊标本需与检验医师配合留取。

标本采集准备工作

一些标本并不能立刻采集，而需要一定时间的准备，比如精子采集：一般 40 岁以下的患者需禁欲（包括手淫）3～5 日，40 岁以上的患者需禁欲 7 日，但各个医院的规定略有差异。

一些同样需要空腹的检查（如肝胆 B 超）可以安排在同一天进行。

协调好各检查之间的关系，如泌尿系 B 超需要充盈膀胱，那么就应该做完 B 超后再验尿，而不应该先验尿再做 B 超。

优越性

与其他诊断学科不同的是，医学检验属于较单一的学科，没有其他同类学科可以替代（如 B 超、CT、MRI 等在很大程度上有交叉重叠）。

实验室检查是以检验仪器的客观数据为结果，对操作者个人的经验依赖性不像其他检查那样强。

可以直接诊断许多当时并没有外在表现的疾病，如乙型肝炎。

实验室检查的成本主要是仪器和试剂，与影像设备相比要低廉很多，因此许多常规检查的价格也非常低廉。

实验室检查可以同时检验多个标本，因此可以大规模检查，也适合普查。

患者将标本交给检验技师后即可离开，无需现场等待。

对身体的伤害

一般无痛苦，取标本时可能会有一些医学操作型小损伤。

需要反复多次抽血检验的患者可能会感到痛苦。

自身条件不佳（如肥胖、血管位置深、血管较细等）者在取标本时有一定痛苦。

脑脊液、骨髓等标本的取材可对患者造成一定的损伤和痛苦，有一定危险。

反复多次取材可对局部造成一定医源性损伤。

医护人员在采集标本时偶可因被针头刺伤而感染疾病，甚至感染艾滋病。

其他局限性

始终存在一定假阳性和假阴性。

各医院的参考值有一定差异，各医院之间实验室报告的互相认可存在一定困难。

检验的材料基本都是离体标本，而患者本身的病情可能已经有变化。

对于器质性病变，与影像学相比，它提供的信息有限，不能得到活体的、解剖的、直观的诊断结果，无法提供病灶的位置、大小、生长方式、毗邻关系等与治疗密切相关的信息。

检验结果与疾病诊断多数不是一对一的关系，不能靠单一的检验结果得到明确的、唯一的诊断。

一些检验项目需要较长时间才能得到结果。

粪便采集注意事项

应取指头大小的粪便送检，并注意选取有脓血或其他异常外观的部分送检。

取标本时应注意粪便的颜色与外观，并向医师叙述，住院患者必要时应留给医师观看粪便的形状、外观和颜色。

做粪便潜血试验要求 3 日内不食用瘦肉类、动物血类食物以及含铁剂的药物，避免出现干扰。

所留取的标本应放在检验科提供的一次性粪便盒送检，注意不要直接用纸张包裹。

粪便细菌培养标本应用检验科提供的无菌棉拭子采集。

精子采集注意事项

禁止在规定时间内同房：40 岁以下 3～5 日内不得有性生活，40 以上则 7 日内不得有性生活。手淫和遗精后也不能采集标本。

使用由医院提供的洁净容器。

留取标本后将容器盖好并在 1 小时内送到检验室。如天气寒冷，应使标本保存于接近体温条件下送检。

不能使用避孕套采集精液标本，避孕套中含有的某些杀死或抑精子活性的物质会影响检验结果。

不能采用中断性交的方式采集精液标本，避免阴道分泌物影响检验结果。

痰液采集注意事项

一般留取清晨第一口痰。

起床后首先用清水漱口，然后用力将气管内深部的痰液咳出，将其全部放于检验科提供的消毒专用盒，尽快送医院检验室。

用于细菌培养的痰标本，应使用检验科提供的消毒专用盒。

注意在留痰之前不要打开、接触容器内层以免污染，留痰后立即将容器盖好并及时送检。

末梢血采集注意事项

末梢血采集主要有耳垂取血和指尖取血两种方法,婴儿可在脚后跟取血。

采血前应将皮肤消毒干净。

在冬季从寒冷的室外进到室内后不要立即取血,应使身体暖和后再采,特别应使采血的耳垂和手暖和起来。在采指血前不要用热水烫手,保持手指干燥。

指尖采血一般用环指(无名指),如指尖有伤口、甲沟炎、红肿或皮肤病应避开使用此手指。

采耳垂血时应将耳垂上的耳环等挂饰物取下,采血后不要立即挂上。

采血后应用消毒棉块或其他消毒止血物品压紧针刺破处,不要触及脏物,不要立即浸水洗手。

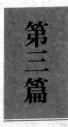

其他常见检查

　　除了影像学检查和实验室检查这两种最主要的辅助诊断技术外,目前还有许多其他重要的检查技术。

　　心电图、经颅多普勒、脑电图、肌电图、肺功能、支气管镜、胃肠镜、宫腔镜等检查在临床很常用。除心电图外,其他均是带有专科性质的检查技术,主要服务于某一专科或人体某一系统。

　　这些带有专科性质的检查项目, 一般由相关科室的医师负责执行。这一点是和检验科、影像科等自成体系的科室不同的。

　　心电图检查是入院常规检查之一。作为一项专科检查,它可以诊断心脏疾病如心律失常、冠心病作为常规检查,它可以了解患者的基本生命指征,增强治疗的安全性。

　　一些检查项目不但能够诊断疾病,也可以协助治疗,比如宫腔镜。

1 经颅多普勒检查(TCD)

一般常识

英文名为 Transcranial doppler，中文即译为经颅多普勒。是一种利用超声波来检查颅内血管血流动力学参数以进行疾病诊断的技术。

利用超声多普勒原理获取颅内血管的血流动力学参数。

多普勒现象是指：超声波在遇到运动的物体(如血流中的红细胞)后，其反射回波的频率会发生变化。利用这种变化，可以得到血流速度等各种有价值的信息。

对于医院来说，神经内科、神经外科、脑血管科、康复科等相关科室经常用到这项检查。

对于人群来说，中老年人比年轻人更常用到这项检查。

　　检查范围：颅内血管的血流速度、方向，血管弹性等。探头放在能穿越的颅骨较薄处和自然孔道，以了解颅内血管的血流情况。由于探头所放的位置不同，可探到不同的血管血流信号。从颞部可得到大脑中动脉、大脑前动脉、大脑后动脉的血流信号，从枕后中线位置可得到椎动脉和基底动脉的血流信号，从闭合的眼睑上可得到眼动脉和颈内动脉颅内段的血流信号。

　　在医院里，TCD一般是独立的部门。大家要注意的是，经颅多普勒和彩超多普勒是完全不同的检查，分属不同的科室，千万不要走错以致来回奔波。

主要用途

　　诊断疾病：脑血管狭窄和闭塞，脑动脉硬化，短暂性脑缺血发作(TIA)，脑梗死(血栓或栓塞)，椎 – 基底动脉供血不足，颅内血管炎性病变，偏头痛，一些内科疾病脑血管损害，脑动静脉畸形，烟雾病，锁骨下动脉盗血等等。

　　评价颅内血管功能：侧支循环功能，脑血流自动调节功能，脑血管舒缩反应能力，血管活性药物对脑血流的影响，对各种脑血管病治疗措施的效果评估，对各种生理、病理情况的脑血流评估。

检查前准备工作

一般无需特殊准备。必要时洗头,剃除局部毛发。检查环境要安静、通风、温度适宜。

每个患者检查的时间均较长,最好预约,省去临时等候的麻烦。

注意事项

检查时间较长,因此可能会不耐烦,但烦躁多动只会进一步增加检查时间,故检查时宜安静少动,放松心情,积极配合。

优越性

属于无创检查。

检查费用较低廉。

对彩超、MRI 等其他可以检查血管的影像学方法是一个有益的补充。

虽然 TCD 和超声检查都是运用超声波,但它们是完全不同的检查。TCD 得到的仅仅是非直视状态下和血管(血流)有关的数据,通过分析这些参数了解血管的状态。而超声检查不但能得到直观的解剖结构图像,也能得到直观的血管解剖图像、彩色血流图像、血流频谱数据。TCD 运用的技术,彩超机都会用到,而且彩超机会用到更多、更先进的技术,关键在于受到颅骨的阻挡,"巨大的"超声探头无法探测颅内血管(小儿头颅上的的囟门未闭,可以用超声探查颅内结构;胎儿的颅内结构也可以由超声探查)。

对身体的伤害

和 B 超等其他超声检查一样,对人体基本无伤害。

其他局限性

为非直视检查,具有一定的盲目性,检查的准确性与患者的配合程度、医师的技术以及经验有密切的关系。

检查需要较长时间,医师和患者均易疲劳。

2 心电图检查(ECG)

一般常识

心电图是对心脏兴奋的发生、传播及恢复过程的波形记录,简称ECG。

心脏在每个心动周期中,由起搏点、心房、心室相继兴奋,伴随着生物电的变化,这一变化可以通过连接在体表的电极捕捉到,从而引出多种形式的记录电位变化的图形。

心电图可以分析与鉴别各种心律失常,也可以反映心肌受损的程度和发展过程以及心房、心室的功能和结构情况,在指导心脏手术及必要的药物处理上有重要参考价值,目前最常应用的就是心律失常和冠心病。

心电图分为简易心电图、常规心电图、动态心电图等多种类型。

门诊患者做心电图,主要是为了诊断或排除心脏疾患。住院患者做心电图,除了有上述用途之外,还有一个重要作用就是常规了解患者的心脏状态,药物、手术等各种系统化治疗的安全性。因此,现在每个住院患者都会行心电图检查。

检查前准备工作

无需特殊准备。

必要时清洁皮肤,胸毛特别浓厚者可剃除。

急诊心电图可随到随做。

对于正在服用心血管药物的患者,应遵医嘱具体操作。

注意事项

因检查时需要暴露身体,因此危重、老年病人注意保暖。

科室一般均有空调、暖炉甚至被褥,患者无需自备。住院患者如果确实需要,可以要求床边检查(费用较自行去心电图室检查要贵)。

女性患者注意保护隐私。

优越性

对心脏基本功能及其病理研究方面具有重要的参考价值。

属于无创性检查。

价格低廉。

机动性强,可在病床边对危重患者进行检查,也可集中在心电图室对大量患者进行检查。

是常规体检筛查的重要手段。

对身体的伤害

属于无创检查,对人体无伤害。

其他局限性

有时心肌的损伤和功能的缺陷并不总能在心电图上显示出变化。

必须结合多种指标和临床资料进行全面综合分析,才能对心脏的功能结构作出正确的判断。

不能直观地了解心脏结构、功能的变化。

3 脑电图检查(EEG)

一般常识

脑电图是通过脑电图描记仪将脑自身微弱的生物电放大,记录成为一种曲线图,以帮助诊断疾病的一种现代辅助检查方法。

用电子仪器探测、记录、放大和分析脑部生物电,用色彩来进行标记,红色和黄色表示脑电活跃,而蓝色则表示不活跃。

> 脑电图不是常规检查项目,只针对有需要的人采用。

脑电图的应用包括:

(1)对诊断癫痫价值最大,可以帮助确定诊断和分型,判断预后和分析疗效。

(2)帮助诊断其他检查难以发现的轻微脑外伤。

(3)帮助诊断脑肿瘤或损伤。

(4)帮助判断脑部其他器质性病变,特别对判断是精神病还是脑炎等其他疾病造成的精神症状很有价值,还能区别癔病、诈病还是真正有脑部疾病。

(5)用于生物反馈治疗。

> 它是为精神症状寻找病因的一个重要的检查方法。

注意事项

检查时精神不要紧张,头皮上安放的是接收电极,不是放电电极。

全身肌肉放松以免肌电受干扰。

按医师要求,睁眼、闭目或过度呼吸。

检查前准备工作

头发洗净,不要搽油,以免影响检查。

饱餐,以防低血糖影响结果。

和心电图一样,它的电极要与身体皮肤紧密接触。

检查前 3 日停用各种药物,不能停药者要说明药名、剂量和用法,以便医师参考。

检查前夜除有意剥夺睡眠者外,应睡好觉。

有高热惊厥者,最好在症状停止 10 日后进行脑电图检查。

优越性

对于诊断癫痫有着特别的价值。

可发现轻微病变。

可帮助鉴别精神疾病和神经疾病。

检查无创。

对身体的伤害

属于无创检查,不造成人体伤害。

眼睑及眼球运动、肌肉收缩、心电图、呼吸、哭泣、皮肤出汗、血管搏动等可影响检查,使结果出现伪差。

多种药物尤其是作用于中枢神经的药物可影响脑电波。

不能作为诊断的唯一依据,而需要结合患者的症状、体征、其他实验检查或辅助检查来综合分析。

4　肌电图检查(EMG)

一般常识

应用电子仪器记录肌肉静止或收缩时的电活动，及应用电刺激检查神经、肌肉兴奋及传导功能的方法。

肌肉静止或活动(收缩、舒张)时，均会产生生物电活动，涉及到神经、肌纤维(细胞)的兴奋性和传导功能，通过分析其电活动特征，可以诊断神经肌肉方面的一些疾病。

应用范围主要包括：

(1)各种肌肉和神经疾病，如肌营养不良症、运动神经元疾病、周围神经病、重症肌无力等。

(2)各种周围神经损伤，如正中神经、尺神经、桡神经、胫神经、腓神经及臂丛神经损伤等。

(3)糖尿病性周围神经病、多发性肌炎、皮肌炎等。

本项检查是非常规检查，只有在怀疑有神经、肌肉病变时才采用。

本检查是对肌纤维、神经纤维的电生理功能进行检查，不涉及解剖结构。

注意事项

需要密切配合。

注意保暖,保护患者隐私。

检查前准备工作

检查前停用某些用于神经或肌肉的药物,如新斯的明类药物应于检查前 16 小时停用。

检查有创,有一定痛苦,检查前对患者做好心理辅导。

优越性

对神经肌肉方面的疾病有独特的协助诊断作用。

对身体的伤害

肌电图检查多用针电极及电刺激技术,检查过程中有一定的痛苦及损伤。

其他局限性

检查过程中要求患者肌肉放松或不同程度地用力,因此不适用于危重或昏迷患者。

检查时间较长。

5　宫腔镜检查

一般常识

宫腔镜是一项新的、微创性妇科诊疗技术，可用于诊断、治疗和随访子宫腔内病变。

实质上是一种纤维光源内窥镜。

宫腔镜的应用范围主要包括：

(1)子宫出血。

(2)不孕症和反复自然流产。

(3)B超、子宫输卵管碘油造影或诊刮检查提示有异常或可疑者。

(4)有宫腔内粘连或宫腔内异物残留者，后者包括胎儿骨片等。

(5)疑有子宫内膜癌及其癌前病变者。

(6)实施某些宫腔镜手术以替代或改观传统的治疗方法。

(7)其他。

宫腔镜检查是妇科常用的检查之一，应用相当广泛，不仅可以诊断疾病，还用于某些妇产科疾病的治疗。

由于超声检查的广泛应用，许多妇科疾病已经能够使用简单无创的手段进行诊断，因此在某种程度上，宫腔镜已经成为一种诊断子宫疑难病，尤其是和子宫内膜有关系的疑难病的重要辅助手段。

作为一种治疗手段，宫腔镜为妇科(子宫)疾病的治疗提供了一种微创的、安全性很高的选择。对于那些对生活质量要求很高的女性，尤其是中青年女性来说，意义重大。

检查前准备工作

向医师详述病史、病情、月经情况、性生活史。

了解检查流程，消除紧张情绪。

注意排除妊娠、糖尿病及心、肝、脑、肺、肾等的严重并发症。

测体温、脉搏、血压，听心、肺，仔细进行盆腔检查。

进行必要的辅助检查，如取环前做 B 超检查。

一般以月经干净 7 日内检查为宜，月经淋漓者可在给予抗生素的情况下检查，不孕症可在月经前检查并做活检。

优越性

较其他影像学检查直观。宫腔镜可以确定病灶部位、大小、外观和范围，且能对病灶表面的组织结构进行细致的观察，并在直视下取材或定位刮宫，可大大提高对宫腔内疾病诊断的准确性。

可以同时进行活检、诊刮。

可以同时完成某些治疗。

可对幼女及未婚女性进行阴道及宫腔检查，及时准确地发现异常并进行相应治疗，同时还可保护处女膜的完整，减轻患者痛苦。

对身体的伤害

可能会产生不适。

操作不当或适应证选择不严格可能会引起感染。

注意事项

部分情况下不适合做宫腔镜检查，包括：

活动性子宫出血（少量出血或特殊指征者例外）。

急性或亚急性生殖道感染者。

近期有子宫穿孔或子宫手术史者（3个月内）。

已怀孕且准备继续妊娠者。

颈恶性肿瘤。

生殖道结核未经适当抗结核治疗者。

宫腔过度狭小或宫颈过窄者。

严重心、肺、肝、肾等脏器疾患，代谢性酸中毒等难以忍受者。

术前测口腔体温不低于 37.5℃者。

其他局限性

不能了解病灶与周围器官之间的关系。

此检查的禁忌证较多。

6 胃肠镜检查

一般常识

使用胃镜或肠镜取得胃肠道内部的直观图像,显示在电视屏幕上,用以诊断胃肠道疾病,也行镜下活检或治疗。

借助一条纤细柔软的管子将胃镜或肠镜置入需要检查的胃肠道节段,该处情况可在电视屏幕上显示并被记录下来,操作人员通过分析感兴趣区域内的图像来诊断疾病,必要的话,可取材做病理诊断或进行局部治疗。

适用于消化道(食管、胃、十二指肠、空肠、回肠、结肠等)的炎症、肿瘤、息肉、憩室、出血等各种疾病的诊断和部分疾病的局部治疗。

胃肠道的疾病种类很多,但是由于其走形迂曲,位置较深,因此诊断总有一定困难,往往需要多种检查互相印证才能提高诊断准确率。

胃肠镜主要应用于消化专科,一般由该专科的医师兼职或专职实施检查。

优越性

目前最先进的是电子胃肠镜,它具有影像质量好、屏幕画面大、图像清晰、分辨率高、镜身纤细柔软、弯曲角度大、操作灵活等优点。

胃肠镜是目前诊断胃肠道疾病最可靠的方法,其他任何检查方法,包括上消化道钡餐造影、胃电图和胃肠道彩色 B 超等都不能替代它。

可活检取材协助完成病理和细胞学检查。

检查前准备工作

如预约检查,前 1 天晚餐不宜过饱,不进食刺激性食物,晚 9 点以后禁食、禁水,不服药,不吸烟。

如当天检查,当天禁食 4 ~ 6 小时;如上午检查应停止早餐。

幽门梗阻患者应停止进食 2 ~ 3 日,必要时洗胃。

检查前应消除紧张和顾虑。

检查前应排空膀胱。

肠镜检查时需排净粪便,可使用开塞露通便。

进入检查室后,打开领口、裤带,取下义齿和眼镜,取左侧卧位,卧于检查台上。

对身体的伤害

检查时一般无损伤,但患者有一定痛苦。

取材活检时对局部胃肠壁有一定损伤,是为了病理检查的需要。

可因咽部黏膜摩擦受损而导致术后唾液少量带血。

注意事项

做过钡餐检查者,3日后才能做纤维胃镜检查。

插入纤镜时不能用牙齿咬镜身,以防咬破镜身的塑料管,身体不能乱动,以防损坏胃镜并伤害内脏。

插入及检查时除咽喉部有异物压迫感外,没有其他痛苦,只要好好合作,检查可在很短时间内完成。

术后若感到咽部疼痛不适或发现唾液中少量带血,可能为咽部黏膜摩擦受损,不要惊慌,不要刻意呕、咳。

术后感腹胀不适是因为检查过程中,为观察病情注气扩张胃腔所致。此时不要久卧,应下床活动。

如行活检,术后应禁食、禁水 4 个小时,4 个小时后可饮少量温开水,当日晚餐及次日 3 餐须进食半流质食物,忌生、硬、烫、甜食物,以利于创面愈合。

术后如有剧烈腹痛或呕血、便血,应速到医院就诊。

其他局限性

有一定痛苦,部分患者不愿接受。

对外生型病变的诊断存在局限性,尤其不能判断病变与周围组织器官的关系。

胃肠道有狭窄使胃肠镜不能通过时,狭窄以远的节段无法探查。

7　支气管镜检查

一般常识

利用纤维支气管镜进行肺叶、肺段及亚段支气管病变的观察、活检采样、细菌学和细胞学检查以诊断疾病,同时可以在镜下完成多种方式的治疗。

纤维支气管镜进入支气管内部,可将直观的图像显示到电视屏幕上,帮助诊断,同时在支气管镜的帮助下可较精确地定位,以协助进行多种疾病的治疗。

本检查主要应用于支气管－肺疾病的诊断和治疗,具体包括:

(1)诊断疑难型支气管－肺疾病。

(2)活检取材,进行病理或细胞血检查。

(3)镜下摘取异物。

(4)清除呼吸道分泌物。

(5)完成支气管肺泡灌洗,用于治疗多种疾病。

(6)经纤支镜注射药物治疗肿瘤,包括鼻咽癌。

(7)替代胸腔镜协助进行气胸的治疗。

(8)协助治疗支气管胸膜瘘及气管食管瘘。

(9)协助治疗咯血。

(10)协助完成电刀、激光、微波、冷冻等治疗,可治疗多种疾病。

(11)协助完成支架置入,治疗支气管狭窄或塌陷引起的气道梗阻等疾病。

本检查一般由呼吸科医师兼职或专职实施。

优越性

直观了解病变情况。

可协助完成多种治疗,这一点其他 X 线、CT 等影像学检查都不能替代。

检查前准备工作

基本的准备工作如下:

消除紧张和顾虑。

检查前做全面的体格检查及胸部 X 线检查,以及血小板计数、出血时间、凝血时间等检查。

高龄或疑有心脏病者须做心电图检查;有肺功能不全者须做通气功能检查及血气分析。

检查前禁食 1 餐。

检查前用 2%利多卡因 15 ml 雾化吸入。

检查前半小时肌注阿托品 0.5 mg。

如有义齿,应在检查前取下,妥为保管。

检查前 3 小时禁食水。

对身体的伤害

有一定痛苦。

为了实现病理诊断,需要取材活检。

镜出入时可能损伤呼吸道黏膜。

注意事项

有部分患者不能做此项检查,主要包括:

一般情况极差,体质十分虚弱者。

肺功能严重损害,呼吸明显困难者。

严重心脏病、心功能不全或频发心绞痛、明显心律紊乱者。

严重高血压者。

主动脉瘤有破裂危险者。

近期有大咯血、哮喘急性发作者暂缓进行。

检查前发现出、凝血机制异常者。

其他局限性

有一定痛苦,部分患者不易接受。

受纤维支气管镜尺寸的影响，进入的深度受到限制。

部分危重患者不能行此项检查。

8 临床病理检查

一般常识

病理是用自然科学的方法研究疾病的病因、发病机制、形态结构、功能和代谢等方面的改变，揭示疾病的发生发展规律，从而阐明疾病本质的医学科学。

病理学包括病因学、发病学、病理变化或病变特征、疾病的转归和结局等。

医院的病理科面对患者的主要工作是进行病理诊断。

病理诊断是观察器官的大体(肉眼)改变、显微镜下的组织结构和细胞病变特征而作出的疾病诊断。

人体任何组织器官的病理标本均可进行病理检查。

基本上每个有手术科的医院都会设置病理科，但值得注意的是，虽然病理诊断是所谓的"金标准"，但是每个医院的病理诊断水平是不一样的，因此诊断重大疾病时一定要慎重，如果对结果持有疑议可向高一级医院病理科求助。

优越性

比临床上根据病史、症状和体征等作出的分析性诊断(常有多个诊断或可能性诊断)以及利用各种影像学(超声、X射线、CT、磁共振等)所作出的诊断更具有客观性和准确性。

一般作为疾病最终诊断的金标准，带有宣判性质和权威性。

检查前准备工作

无需特殊准备,所有手术标本均需送病理检查,其他诸如活检等的病理检查,也全程由医护人员完成。

对身体的伤害

必须要取得人体组织标本后才能进行病理检查,因此属于有创检查。

取标本的过程可能是单纯的活检术,也可能是疾病的手术治疗过程。

注意事项

不同医院、不同医师的病理诊断水平有差异。

对病理结果有异议或希望得到接近 100% 准确的最终诊断(如初次诊断恶性肿瘤性疾病)时,可申请更高水平医院的病理医师进行会诊。

其他局限性

病理学本身是诊断疾病的金标准,但诊断结果的准确性取决于病理医师的经验和水平。

临床病理学的水平受到基础病理学研究的制约。

受到客观因素的制约,术中冰冻病理切片可即时出结果,而最终的石蜡切片病理结果一般需等待较长时间。

9　其他常见检查

肺功能检查

用于了解呼吸系统的生理状态，明确肺功能障碍的机理和类型，判定病变损害的程度，估计肺的功能储备，为临床诊疗提供参考。

检查前无须禁食、使用药物等特殊准备。在测试中要认真配合医师做呼气、吸气等动作。若严重缺氧、明显紫绀者，应在缺氧纠正后再检查。有大咯血应在血止后检查。高热、耗氧量大的患者应在体温降至正常后检查。

呼吸科、心脏科常用。

关节镜检查

关节镜是一种观察关节内部结构的直径 5 mm 左右的棒状光学器械，是用于诊治关节疾患的内窥镜。该器械从 1970 年开始推广应用。关节镜在一根细管的端部装有一个透镜，将细管插入关节内部，关节内部的结构便会在监视器上显示出来，因此可以直接观察到关节内部的结构。

关节镜不仅用于疾病的诊断，还广泛用于关节疾病的治疗。关节镜手术是一种微创手术，开始主要应用于膝关节，后相继应用于髋关节、肩关节、踝关节、肘关节及手指等小关节。

主要用于骨科。

关节镜手术切口小、创伤小、瘢痕少、康复快，并发症也较少。

动态血压检查

动态血压就是使用动态血压记录仪测定一个人 24 小时内，每间隔一定时间内的血压值。动态血压包括收缩压、舒张压、平均动脉压、心率以及它们的最高值和最低值，大于或等于 21.3/12.6 kPa(160/95 mmHg)或（和）18.7/12.0 kPa(140/90 mmHg)百分数等项目。

动态血压记录仪分袖带式和指套式两类：

（1）袖带式动态血压记录仪可定时给袖带充气，测量肱动脉血压并自动存储数据，每天可存储 200 多个血压值，主要缺点是袖带频繁地充气和放气，晚间影响患者休息。此外，肢体活动可能干扰测量，使结果不准确。

（2）一种指套式动态血压记录仪测量左手指的动脉血压，虽然不影响休息，但是手指活动较多，可能会使血压有较多误差。另一种指套式动态血压记录仪是测量脉搏传导时间，输入电脑计算出收缩压、舒张压和平均动脉压，它不受体位和肢体活动的影响，测量时患者无感觉，因此也不影响患者休息，每天可测量2 000次以上，所以，这种血压计测得的一系列血压可以真正反映患者日常活动时的血压变化情况。

动态血压的优越性：

去除了偶测血压的偶然性，避免了情绪、运动、进食、吸烟、饮酒等因素的影响，较为客观真实地反映血压情况。

动态血压可获知更多的血压数据，能实际反映血压在全天内的变化规律。

对早期无症状的轻高血压或临界高血压患者提高了检出率并可得到及时治疗。

动态血压可指导药物治疗。在许多情况下可用来测定药物治疗效果，帮助选择药物，调整剂量与给药时间。

判断高血压患者有无靶器官 (易受高血压损害的器官)损害。有心肌肥厚、眼底动态血管病变或肾功能改变的高血压患者,其昼夜之间的差值较小。

预测 1 天内心脑血管疾病突然发作的时间。在凌晨血压突然升高时,最易发生心脑血管疾病。

动态血压对判断预后有重要意义。与常规血压相比,24 小时血压高者其病死率及第 1 次心血管病发病率,均高于 24 小时血压偏低者。特别是 50 岁以下,舒张压 < 16.0 kPa(105 mmHg),而以往又无心血管病发作者,测量动态血压更有意义,可指导用药,预测心血管病发作。

甲皱微循环检查

甲皱微循环检查是目前临床上最常用的一种了解机体微循环状态的方法,目前也是中医"血瘀证"的主要指标之一。研究证实,影响甲皱微循环的各种因素中有一种或数种异常均可导致甲皱微循环异常,而甲皱微循环改变又是许多疾病的主要表现之一。

对休克、糖尿病、脑卒中、冠心病、高血压、肿瘤、突发性耳聋、脱发等疾病的发病机制和防治有辅助作用。

　　从本质上看,甲皱血管襻只是微循环的真毛细血管网部分,而不是皮肤微循环的全部,也不是体内其他器官功能的唯一代表。因此绝对不能单纯依据某人某时刻的甲皱微循环检测对其健康状态下结论,甲皱微循环检测只是一项辅助指标。

阴道镜检查

　　阴道镜是在 1925 年由德国 Hinselman 所发明,主要的原理是将子宫颈可疑的病变处予以放大,并加上醋酸或其他溶液显示病灶,使视野更为清楚,来观察子宫颈上不正常的血管增生、白色上皮等可疑病变处的变化,并增加切片取位的准确性。

　　涂片异常或医师在临床上对子宫颈病灶有所怀疑时,可用本检查。

　　阴道镜虽属内视镜的一种, 但它不像其他内视镜检查那样需将镜头放到人体内, 它只需在体外对准子宫颈,即可进行检查,非常快速方便,故除非患者无法配合或适逢月经来潮,一般而言几乎没有什么禁忌证。

　　阴道镜检查前 2 日不要使用阴道栓剂。

> 不取材活检属于无创检查,
> 如活检则是有创检查。

第四篇

分子学检查

分子学检查是一类尖端的检查技术，除了实验室检查可以达到分子学水平外，影像学也可以达到这个水平，称为分子影像学检查。

ECT 检查即核医学检查，是将放射性物质标记到人体正常细胞或病理细胞可摄取、利用、代谢的某些物质上，借以实现影像学检查的目标。

目前最热门的分子影像学检查是 PET/PET-CT，很有用但较昂贵，尚未得到推广，而 SPECT 虽然应用广泛，但其价值又不如 PET 那么大。

实验室的分子学检查已经广泛涉及到各个层面，包括普通的疾病诊断、法医学上的亲子鉴定、物证鉴定等，它们主要用到的是 DNA 鉴定技术。

分子学水平上的检查其价格一般均较昂贵，但其最普通的医学应用已较广泛。

1 PET/PET–CT 检查

一般常识

PET 中文全称叫正电子发射计算机断层显像,是核医学检查的一种,和 SPECT 共同组成 ECT 检查的主要内容。

PET 显像技术应用了正电子核素,这些核素大多是构成人体基本元素的超短半衰期同位素或性质极为相似的核素，如氧(O)、氮(N)、碳(C)、氟(F,与氢相似)等。

> PET 检查实际上也是一种影像学检查。

运载这些正电子核素的示踪药物是生命的基本物质,如葡萄糖、水、氨基酸,或是治疗疾病常用的药物。因此每一项 PET 显像的结果实质上是反映了某种特定的代谢物(或药物)在人体内的动态变化,是在分子水平上反映人体是否存在生理或病理变化。

> PET 检查费用昂贵,综合全国的价格来看,需要 10 000 元左右。

最近各医院主要使用的物质是氟代脱氧葡萄糖，简称FDG。其机制是：人体不同组织的代谢状态不同，在高代谢的恶性肿瘤组织中葡萄糖代谢旺盛，聚集较多，这些特点能通过图像反映出来，从而可对病变进行诊断和分析。

　　由于核医学技术的特点，PET在精度方面有一定的限制，在定位方面有一定的缺陷。从2000年开始，业界解决了PET和CT设备整合的问题，生产了PET-CT，极大地提高精度和诊断准确率。目前最先进的设备可以达到52环PET同64层CT整合（如西门子公司的Biograph64）。MRI与PET的整合也在研究中。

检查前准备

检查前需要禁食4～6小时（心肌显像除外）。

在注射检查药物前后都要尽可能保持安静，并以卧位或半卧位休息，尽量避免走动。

部分患者尤其是糖尿病患者需要做血糖浓度测定，有些糖尿病患者需要使用胰岛素。

接受心肌检查时可能需要口服或静脉注射葡萄糖。

做全身检查前要先排尿。

部分患者接受消化道检查时需要灌肠排便。

不能保持平卧或不能保持不动的患者(如儿童)可能需要用镇静药或采取其他措施使其配合。

应用范围

肿瘤患者:目前 85%PET 检查是用于肿瘤的检查,因为绝大部分恶性肿瘤葡萄糖代谢高,FDG 作为与葡萄糖结构相似的化合物,静脉注射后会在恶性肿瘤细胞内积聚起来,所以 PET 能够鉴别恶性肿瘤、良性肿瘤及正常组织,同时也可对复发的肿瘤与周围坏死及瘢痕组织加以区分,现多用于肺癌、乳腺癌、大肠癌、卵巢癌、淋巴瘤,黑色素瘤等的检查,其诊断准确率在 90%以上。这种检查对于恶性肿瘤是否发生了转移以及转移的部位一目了然,这对肿瘤诊断的分期、是否需要手术和手术切除的范围起到重要的指导作用。有资料表明,PET 在肿瘤化疗、放疗后最早可在 24 小时发现肿瘤细胞的代谢变化。

神经系统疾病和精神病患者：可用于癫痫灶定位、老年性痴呆早期诊断与鉴别、帕金森病病情评价以及脑梗死后组织受损和存活情况的判断。在获得性免疫缺陷综合征(艾滋病)性脑病的治疗和戒毒治疗等方面的新药开发中有重要的指导作用。

心血管疾病患者：能检查出冠心病心肌缺血的部位、范围，并对心肌活力准确评价，确定是否需要行溶栓治疗、安放冠脉支架或冠脉搭桥手术。能通过对心肌血流量的分析，结合药物负荷，测定冠状动脉储备能力，评价冠心病的治疗效果。

优越性

PET 是目前唯一可在活体上显示生物分子代谢、受体及神经介质活动的新型影像技术，现已广泛用于多种疾病的诊断与鉴别诊断、病情判断、疗效评价、脏器功能研究和新药开发等方面。

灵敏度高：PET 是一种反映分子代谢的显像，当疾病早期处于分子水平变化阶段，病变区的形态结构尚未呈现异常，MRI、CT 检查还不能明确诊断时，PET 检查即可发现病灶所在，并可获得三维影像，还能进行定量分析，达到早期诊断，这是目前其他影像检查所无法比拟的。

特异性高：MRI、CT 检查发现脏器有肿瘤时，有时难以判断良恶性，但 PET 检查可以根据恶性肿瘤高代谢的特点而作出诊断。

全身显像：PET 一次性全身显像检查便可获得全身各个区域的图像。

安全性好：PET 检查需要的核素有一定的放射性，但所用核素量很少，而且半衰期很短（短的在 12 分钟左右，长的在 120 分钟左右），经过物理衰减和生物代谢两方面作用，在受检者体内存留时间很短。一次 PET 全身检查的放射线照射剂量远远小于一个部位的常规 CT 检查，因而安全可靠。

> 虽然有放射性损害，但是单次检查的影响基本可以忽略。

其他局限性

虽然 PET 有以上诸多的优点，但仍存在如下不足：

设备极为昂贵，完全依靠进口，只有少数中心城市的大型医院才有能力配置，数年前整个东北地区都没有 PET，直到中国医科大学两所医院购置后才改善这一境况。

对肿瘤的病理性质的诊断仍有一定局限性。

检查者需要有较丰富的经验，尤其是对不同体形、不同诊断需要的患者采用何种检查体位、注射多少核素等问题都需要丰富的经验，医师必须同时兼具放射医学和核医学的知识。

费用昂贵，目前价格在 10 000 元左右，难以为普通人群接受。

2 DNA(RNA)检测

一般常识

细胞是人体的基本结构和动能单位。蛋白质和核酸是一切生命活动的物质基础。

DNA(脱氧核糖核酸)和 RNA(核糖核酸)都是生物的遗传物质。比如,甲型肝炎病毒就是一种 RNA 病毒。

DNA 检测鉴定有很多用途,目前最常见的应用有:生物和医学基础研究、医学临床应用、司法鉴定等等。

人们经常提到 DNA,而除了专业人士外,很少有人知道 RNA。

生物和医学基础研究方面,DNA 早已成为一个热点并且方兴未艾。

在医学临床应用方面,DNA 检测广泛用于诊断各种疾病(基因诊断),如遗传病、传染病(包括我国数量众多的慢性乙型病毒性肝炎)等等。

在司法鉴定方面，DNA 鉴定广泛用于个体识别、亲子鉴定、物证鉴定等，为了解真相、侦破案件提供了有效的手段。

血液、体液、精液、唾液、毛发等各种人体的组织材料均可用于DNA 检测鉴定。

从 DNA 检测的应用我们知道，生物和医学研究机构（包括涵盖这些专业的高等院校）、大型医院、司法鉴定机构等均有能力实施这项工作，但各种机构主要的目的不同，所能开展的业务范围也不同，因此需要 DNA 检测的人应当根据自己的情况进行适当的选择。就目前的情况来看，司法机构不涉及医学应用，但一些医院（医学科研院所）在开展自身业务的同时，也面向社会开展"民间"的相关司法鉴定业务。

DNA 个体身份识别

一般是指利用 STR-PCR 基因分型技术来鉴定个体的身份。这项检查通常适用于以下情况：

性伴侣的确认。

保险索赔。

失踪及死亡人士的身份证明。

交通肇事逃逸现场取证。

刑事案件中嫌疑犯确认。

用于研究姓氏群体的迁移、演变。

> DNA 检测鉴定已经不是一个遥远的概念，从它最初为美国的司法界应用，服务于案件侦破和罪犯识别而名声大震的那一天起到现在，已经渗透到社会生活的方方面面，被越来越多的人熟知。

DNA 特殊检体鉴定

DNA 鉴定中，方便并且品质保持一定水准的检体采集方法为口腔细胞采样，但如果因某种原因无法进行此种方法采集时，特殊检体便成了另一个选择。

常见的特殊检体包括下面几种：

血渍(例如用来包扎伤口的绷带、擦拭伤口的卫生纸)。

内裤上干燥的体液（例如内裤上男性或女性的体液）。

干燥的精液（例如与精液有接触的内裤、纸巾）。

干燥的唾液（例如香烟头、舔过的邮票）。

含有发根的毛发（例如刮胡刀、胡渣）。

> DNA 检测在一般的医学应用上通常不存在非要特殊检体的情况，因此，特殊检体多半在司法鉴定过程中使用。

疾病的基因诊断

是指利用分子生物学的技术方法，直接检测体内 DNA 或 RNA 的结构或水平变化，从而对疾病作出诊断的方法。

它不但适用于遗传性疾病，而且已扩展到一些感染性疾病、肿瘤的诊断以及法医学领域。

当前基因诊断主要使用探针技术，DNA 探针就是单股 DNA 小片段用核素或酶或荧光分子或化学催化剂等标记之后，同被检测的 DNA 中同源互补系列杂交，从而检出要查明的 DNA 或基因。

事实证明,应用 DNA 探针方法来诊断疾病可能达到前所未有的特异性强、灵敏度高、简便、快速等目的。

基因诊断的应用范围

基因诊断可用于下列疾病:

A 类:肾透明细胞癌、风湿性瓣膜病、人工性慢性荨麻疹、增殖性玻璃体视网膜病变、慢性荨麻疹、尖锐湿疣、动脉硬化性脑梗死(ABI)、吉兰－巴雷综合征。

B 类:强直性脊椎炎、溃疡性结肠炎、结核病、银屑病、前葡萄膜炎、白塞病、吉兰－巴雷综合征、乙肝疫苗的无免疫应答、骨肉瘤。

C 类:环境致癌物诱发肿瘤的易感基因检测,包括肺癌、肝癌、胃癌、白血病、大肠癌、喉癌、食管癌、前列腺癌、鼻咽癌和膀胱癌等。

D 类:桥本甲状腺炎、Graves 病、急性淋巴细胞白血病、慢性粒细胞白血病、系统性红斑狼疮、慢性乙型肝炎、重型肝炎、自身免疫性肝炎、肝炎后肝硬化、原发性胆汁性肝硬化、罗马型糖尿病、Vogt–Koyanagi–Harada、类风湿性关节炎、尿毒症、IgA 系肾病、非 IgA 系膜增生性肾炎、抗肾小球基底膜性肾炎、激素敏感型肾病、肾癌、发作性睡病、哮喘、骨关节结核、克罗恩病、再生障碍性贫血、HIV 感染和艾滋病发病、过敏性鼻炎、牙周炎、膀胱癌、食管癌、大肠癌。

E 类：心脑血管相关，包括原发性高血压、高血脂、冠心病、动脉硬化、脑卒中、房颤、老年痴呆。

F 类：糖尿病及其并发症易感性检测，包括糖尿病、糖尿病并发肾病、糖尿病并发眼病、糖尿病并发心血管病。

G 类：男性肿瘤，包括肝癌、肺癌、前列腺癌。

H 类：女性肿瘤，包括乳腺癌、卵巢癌。

Cs 类：环境致癌物诱发肿瘤的易感基因检测，包括肺癌、肝癌、胃癌、白血病、大肠癌、喉癌、食管癌、前列腺癌、鼻咽癌和膀胱癌等。

　　　　虽然基因诊断可用于上述许多疾病，但由于经济原因、患者依从性等问题，目前广泛使用基因诊断的疾病还不多，乙肝病毒 DNA 检测算是使用得比较广泛的一种。

第五篇

亲子鉴定方法

亲子鉴定是一个严肃的行为，必须遵守合法的程序来进行。

亲子鉴定有很多方法，在理论上，目前最先进的方法其准确率可达 99.99％。

亲子鉴定不仅涉及到医学问题，而且涉及到伦理学问题，当事人必须清楚这一点。

亲子鉴定可在有资质的医院进行，也可到专门的司法鉴定机构进行。

1 亲子鉴定

一般常识

亲子鉴定就是利用医学、生物学和遗传学的理论和技术,根据子代和亲代的形态构造或生理机能方面的相似特点,分析遗传特征,判断父母与子女之间是否是亲生关系。

亲子鉴定在中国古代就已有之,如滴骨验亲、滴血验亲等。

进行亲子鉴定的诱因:

1.司法亲子鉴定

(1)遗产继承纠纷要确定是否亲生关系。

(2)强奸犯的认定。

虽然古代即有亲子鉴定方法,但均属于不准确的方法,没有科学依据。

(3)认领被拐卖儿童。

(4)离婚后抚养权纠纷。

2.个人亲子鉴定

(1)怀疑子女不是亲生。

(2)怀疑医院产房或育婴室调错新生儿。

(3)失散的家庭成员认亲。

(4)遇难者(空难、海啸等)身份无法辨认。

原始的亲子鉴定方法

1.外貌对比

由于遗传的原因,父子、母子、兄弟姐妹之间的长相、肤色等一般都会有某些相似的地方。

通过外貌长相的对比来确定亲子关系恐怕是最原始的方法,但这样方法只是一种猜测、判断,只能作为一种参考。

2.滴骨验亲

滴骨验亲法就是将生者的血液滴在死人的骨骸上,若血液能渗透入骨则断定生者与死者有血源关系,否则就没有。

三国时期的吴国人谢承所撰的《会稽先贤传》就记载有以弟血滴兄骨骸之上认领长兄尸骨的事例。

《南史·豫章王综传》也记载有以子之血滴于父骨之上验亲的事例。

从现代的观点来看,这种方法并不科学,但开创了用血型鉴别血源关系的先河。

3.滴血验亲

滴血验亲法又称合血验亲法,就是将小孩子的血与大人的血液放在一起,如果能融在一起,就是父母亲生的,否则就不是亲生的。

这种认样方法曾在中国宋代的法医著作里记载过。

这种方法没有科学依据,亲子关系的血液不一定能融合,而非亲子关系的血却有可能融合。

上述介绍的原始的亲子鉴定方法,是科学不发达时代的一种法医学尝试,虽然极不科学,但在某些方面来说,已经触摸到现代亲子鉴定方法的气息。

现代亲子鉴定方法 1——血型测试

血型测试进行亲子鉴定就是通过对血型的检验比对来确定亲子关系。

依据 19 世纪末被确认的孟德尔遗传定律，人们认识到人类的血型是按照遗传基因传给下一代的，故一定血型的父母所生子女也具有相应的血型，这为血型鉴定亲子关系奠定了基础。

人类有多套血型系统，其中最常用、最重要的是 ABO 血型系统和 Rh(恒河猴)血型系统。

用于血型检验来鉴别亲子关系的血型系统主要有：

ABO 血型系统；

MN 血型系统；

Rh 血型系统；

Ss 血型系统；

hp 血型系统。

> ABO 血型系统即我们平时经常提到的 A 型血、B 型血、O 型血和 AB 型血。
>
> Rh 血型系统则只分为 Rh(−) 和 Rh(+)两种。
>
> 一般来说，血型是终身不变的。

检验的血型系统越多,其准确性就越高。

如果血型检验的结果表示无遗传关系,可作出否定亲子关系的结论,但结果存在遗传关系也不能完全确定是亲子关系。

20世纪70年代,人们发现可以用白细胞的抗原来进行亲子鉴定,准确性可达80%,如结合血型测试,则能达到较高的准确程度。

现代亲子鉴定方法2——染色体多态性鉴定

20世纪80年代,医学家们开创了使用染色体多态性鉴定亲子关系的技术。

染色体多态性又称异态性,是指正常人群中常见的各种染色体形态的微小变异,这种多态是可以遗传的。

这项技术就是利用染色体形态来鉴定亲子关系,主要靠技术人员的主观判断,其准确率不尽人意。

现代亲子鉴定方法 3——DNA 鉴定

鉴定亲子关系目前用得最多的是 DNA 鉴定。血液、毛发、唾液、口腔细胞等都可以用于亲子鉴定，十分方便。

一个人有 46 条染色体，同一对染色体同一位置上的一对基因称为等位基因，一般一个来自父亲，一个来自母亲。如果检测到某个 DNA 位点的等位基因，一个与母亲相同，另一个就应与父亲相同，否则就存在疑问了。

利用 DNA 进行亲子鉴定，只要做十几至几十个 DNA 位点的检测。

如果检测的位点全部一样，就可以确定亲子关系。

如果有 3 个以上的位点不同，则可排除亲子关系。

有一两个位点不同，则应考虑基因突变的可能，加做一些位点的检测进行辨别。

DNA 亲子鉴定否定亲子关系的准确率近 100%，肯定亲子关系的准确率可达到 99.99%。

DNA 鉴定常识 1

1.DNA 亲子鉴定的准确率

DNA 亲子鉴定是目前亲子测试中最准确的一种。

如果小孩和测试男子的 DNA 模式在 3 个或 3 个以上的 DNA 探针上不吻合，那么被测试男子便被 100%排除，即他是亲生父亲的可能性为 0%。

大部分的美国法庭接受 90%或然率作为生父证明的证据。

目前，一部分学术水平较高的机构提供三种不同级别的鉴定服务，即精确检测、高精确检测、超精确检测。

不同精确程度的检测服务其价格并不会相差太多，但由于没有统一的定价标准，因此可能不同的机构收费差别较大。

2.DNA 亲子鉴定的年龄

DNA 亲子鉴定测试无年龄限制。

传统的血型测试一般要求小孩至少 6 个月，取血样较多。

DNA 亲子鉴定只需要很少的检体(标本)，测试可以在胎儿、新生儿或儿童身上进行。

在胎儿期进行鉴定，可以不取胎儿的身体组织，而取羊水进行测试。

亲子鉴定还可以为已辞世或失踪的人实施，在其有血缘关系的亲属上重新编排他或她的 DNA 组织。

3.亲子鉴定可以没有母亲参与

从技术层面来说，DNA 亲子鉴定可以没有母亲参与。

如母亲不参与测试，而孩子和被测试男子的 DNA 组织排列不吻合，那么被测试者便 100%排除为亲生父亲。

如果组织排列吻合，那么可计算出 99%或更大的生父或然率。

DNA 鉴定常识 2

1.DNA 亲子鉴定是否需要批准

DNA 亲子鉴定可以是自动行为,无须医师、律师、法官批准。

如果 DNA 亲子鉴定涉及到司法问题,则必须保证程序和渠道合法。

亲子鉴定并非单纯的医学问题,它涉及到伦理学,甚至可能涉及到法律,因此是一个严肃的事件。

2.胎儿如何做 DNA 测试

在妊娠 10～13 周时,可以通过 CVB 胎盘素进行 DNA 测试。

在妊娠 14～24 周时,可以抽取羊水进行 DNA 测试。

任何一种获取检体的手术都必须由有资质的妇产科医师实施。

3.亲子鉴定测试的结果解读?

孩子会有一条码与亲生母亲相同而另一条码与待证实父亲 1 号(AF1)相同,此人是生父。被排除的男子(AF2)则与小孩并无相同的条码。

肯定父系关系 = 99.99%或更大的生父或然率(医学和法律上证明是生父)。

否定父系关系 = 0% 生父或然率 (100%排除为生父)。

4.口腔抹试和血液测试的比较

口腔抹拭取得的检体测试结果与血液测试结果一样准确。

口腔抹拭无创无痛苦。

有些机构认为口腔抹拭后提取 DNA 需要更多的步骤,因此要求更多的费用。

2　亲属鉴定——兄弟、爷孙鉴定

当父亲无法参与 DNA 鉴定时（例如不同意参与、过世、失踪等原因），可以利用假设父亲的父母之 DNA 检体，重新建构假设父亲的 DNA 图谱，并且利用此图谱与孩子比对，找出亲子关系。

当两位祖父母同时参与鉴定，而祖孙关系为否定时，否定率为百分之百。

当结果为"不否定"时，鉴定机构会给予两组代表可能性的指数（一组是祖父与孙子的比较，另一组是祖母与孙子的比较）。与手足鉴定相似，这两组指数以 1 为基准。指数越大于 1，代表两者有血缘关系的可能性越高。指数如果低于 1，两者则偏向于无血缘关系。

如果祖父母只有一位参与鉴定时，鉴定机构会给予其中的一组指数，并以这组数字来评断可能性的高低。

兄弟、祖孙关系鉴定适用于：

兄弟、祖孙血缘关系鉴定。

辅助生殖后代的姓氏检测。

用于研究姓氏群体的迁移、演变。

3 DNA 亲子鉴定的精度和费用

DNA 亲子鉴定的精确度受到鉴定机构学术水平的影响,也和测试的位点数目多少、参与测试的个体多少密切相关。

不同的鉴定标准所检测的基因位点数不同,采用不同的技术和试剂盒。检测的基因位点数越多得到的 DNA 信息越多,结果就越精确。

目前,一部分学术水平较高的机构提供 3 种不同级别的鉴定服务,即精确检测、高精确检测、超精确检测。

在理论上,精确检测的准确率可达到 99.9%,高精确检测的准确率可达到 99.999 9%,超精确检测的准确率可达到 99.999 999 9%。

个体识别、隔代亲权鉴定(祖孙、兄弟姐妹同胞之间)、司法性别、种属鉴定的结果一般在 3 个法定工作日内即可确定。

如果特别紧急,可以在当天拿到结果,但是收取加急费用,有的机构加收 1 000 元左右。

高精确亲子鉴定检测的精确率很高，不仅可以排除非父关系而且可以确认亲子关系。

超精确亲子鉴定时，检测非常高数目的 DNA 位点使亲子鉴定检测结果的精确性达到极致，但要求有母亲参与。如果亲生父亲与可疑父亲有亲缘关系，用这种检测可非常准确地鉴定，保证万无一失。

部分机构设有上门服务（采集检体），会收取额外费用，包括上门服务造成的交通费等各种费用以及人工费（一般按次收取）。

单从检测费用来看，目前国内一些大型医疗机构收取 3 000～4 000 元。

第六篇 胎儿性别鉴定方法

我国同其他许多国家一样，严厉禁止通过性别鉴定来选择胎儿。通过性别鉴定来选择胎儿，无论对孕父母还是医师来说，都是一种违法犯罪行为，也是一种违反伦理学原则的行为。

性别鉴定有很多方法，包括我国民间流传的各种方法和医学上的多种方法。

我国民间流传的性别鉴定方法都被证实是不科学的。现代医学的鉴别方法在准确率上也有差异，部分方法并不完全可靠。

如果出于遗传病筛查等需要而作性别鉴定，这在医学上和法律上都是允许的，但必须通过合法程序进行。

胎儿性别鉴定方法

如果因为某种原因需要对胎儿进行遗传学筛查，而这种筛查和性别有关时，则需对胎儿进行性别鉴定。

我国自古以来就有流传甚广的宣称能鉴定胎儿性别的各种"民间方法"，这些方法都毫无科学依据。

目前，医学上已经能够鉴定胎儿性别。由于所用方法的不同，鉴定结果的准确性也有差异。

民间鉴定方法——毫不科学的方法

利用民间的方法来预测胎儿性别是中国人的"拿手绝活"，流传得很广，然而都毫无科学依据，经不起验证。利用民间方法预测男女的成功率，与任何一个人闭着眼睛乱猜的结果是一样的。

去伪才能存真。较常见的民间方法有以下几种：

从孕妇的肚型来判断：孕妇的肚型尖凸，会生男孩；肚型浑圆，则生女孩。其实孕妇的肚型与胎儿的性别没有任何关系。

观察孕妇容貌与皮肤的变化：如果孕妇的容貌变得漂亮，皮肤变得光滑，可能生女孩；反之，容貌变丑、皮肤变得粗糙，甚至脸上长满青春痘，则可能生男孩。

很多人相信这种说法,但并没有任何依据,也不准确。

孕妇的口味改变:有人认为孕妇口味如果与前胎不同,则胎儿的性别也会改变。其实孕妇喜欢吃酸还是吃甜与胎儿的性别是无关的。

胎心的快慢强弱:一般认为胎心较强较慢的话,胎儿是男孩的可能性较大;反之则是女孩。实际上性别和胎心没有任何关系。

科学的性别鉴定方法

现代医学有很多种鉴定胎儿性别的方法,但并非每一种方法都很准确,也不是每一种方法都绝对安全。以下是常用的方法:

超声波扫描:超声波是一种机械波,到目前为止尚未发现检查时所用的剂量对胎儿有不良影响,因此很安全,应用很广泛。

超声波靠影像特征识别性别,当其诊断胎儿性别时,对男婴的准确度可达95%以上,女婴的准确度则只有85%左右。只要明确看到男性生殖器,就可以确定为男性,如果没有看到男性生殖器,却不能确定为女性,因为有时胎儿在子宫内的体位、羊水的多少等因素都可能影响到生殖器的探查。超声波扫描难以诊断罕见的两性畸形。

羊膜穿刺术：羊膜穿刺术主要是为了诊断胎儿是否有染色体方面或神经管的缺陷，通常在怀孕 16～20 周实施。由于可以得知胎儿的染色体,因此也可知道胎儿的性别，准确度可达 99％，但是有 1％的流产几率。所以,医师一般不会因为要了解性别就贸然做羊膜穿刺术。

绒毛采检术：又称"绒毛取样术"，通常在怀孕 8～10 周时实施,主要目的和羊膜穿刺术一样,是为了诊断胎儿的染色体是否正常，但也有人用来诊断胎儿的性别,准确率可达 98％。利用绒毛采检术虽然在怀孕 10 周左右即能判断胎儿的性别,但它可能造成 3％～5％的流产率,还可能伤害胎儿,造成其手足的残缺。因此,不能单为了测知胎儿性别而接受这种检验。

生理盐水冲洗子宫：这是近年来同类方法中比较实用的,通常在怀孕 9 周时施行。目前证实其可靠性达 98％,安全性也较高。但这种检查只能测知男女,无法知道胎儿的染色体是否正常,且在检查前 1 周内不可有性行为才能减少误差。

验血：可利用基因工程的技术,采取母体的血液来判断胎儿的性别。虽然对胎儿没有任何危险,但错误的比例较高，并非像一些机构宣称的那样准确率达到 95％,因此并不是一个十分可靠的方法。

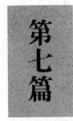

第七篇 婚前及孕期常规检查

　　婚前检查是必须的。任何一个准备结婚的人都应当了解，如果患有某些遗传病、传染病、性病、精神病，是不适宜结婚或不适宜立即婚育的。

　　本着对自己、对配偶和对后代负责任的态度，婚前检查应当是一种自觉自动的行为。

　　女性孕前应当行常规检查，以了解是否存在影响妊娠的疾病。孕期应当按照妇产科医师的指导定期检查直到分娩，检查的重点由孕母转为胎儿。

　　生殖系统先天发育异常的人可以结婚，但当事人应当清楚，这种情况下，婚后可能没有性生活或生育的可能。

1　婚前医学检查

基本常识

　　准备结婚的男女双方通过婚前医学检查不仅可以了解彼此的基本健康状况,同时还可以享有专业医师提供的关于计划生育、优生优育的指导及有关性保健、性健康的科学性教育等服务。

检查内容

　　全身基本检查及生殖器检查,发现影响婚育的疾病或先天异常。

　　影响婚育的传染病、性病。

　　严重遗传病、有关精神病。

需要缓婚的情况

　　精神分裂症;躁狂抑郁症和其他精神病发病期。

　　各型肝炎在急性传染期。

　　性传播疾病在传染期内。

不宜生育的情况

严重的遗传病。

严重的重要脏器疾病。

一些疾病经过治疗、适当控制后，可以在医学监护随访的情况下考虑妊娠，但当事人必须了解其风险并向专科医师咨询。

不宜生育的具体疾病

1.不宜生育的严重遗传病至少有以下几种：

婚配双方有相同的精神病家族史或均为精神病患者，因双方均患精神病时其子女精神病的发病率为40%，因此不宜生育。

先天性聋哑有80%归为遗传因素，双方均为先天性聋哑者不宜生育。

夫妇双方均为智力低下者，其子女发生智力低下的可能是50%，因此不宜生育。

2.不宜生育的重要脏器疾病，至少有以下情况：

妇女患有心脏病、肾病、甲亢、糖尿病建议暂缓生育。

心功能Ⅰ～Ⅱ级者可在监护下妊娠，Ⅲ～Ⅳ级者或有心力衰竭病史者不宜妊娠。

急性肾小球肾炎在发病治疗2年后妊娠为宜；慢性肾小球肾炎、肾盂肾炎伴有肾功能不全或严重高血压时不宜妊娠。

甲亢未治愈应暂缓生育，因为妊娠加重甲亢症状及心血管负担，并可造成流产、死胎、低体重儿等，还可诱发妊高征。

糖尿病妇女妊娠可使病情加重，引发失明和肾衰竭，而且胎儿死亡率、畸形率高，新生儿死亡率也高。

糖尿病伴有严重的肾、心血管病变时不宜生育。

2　妊娠建议

生育年龄

一般而言,女性 23～29 岁、男性 25～35 岁是最佳生育年龄。这个时期生殖能力最为旺盛,精卵细胞质量好,染色体畸变几率低,计划受孕容易成功,难产几率相对较低。

受孕年龄

一般选择夏末、秋初较为理想。

早孕反应期正值秋季,避开了盛夏对食欲的影响;蔬菜、水果品种比较齐全,容易调节食欲,增加营养。

当进入流感、风疹流行季节(冬季时)已达妊娠中期,已过胎儿器官分化阶段。

足月分娩在次年春末夏初,气候宜人,有利于新生儿适应外界环境。

孕前准备

夫妻双方全面体检：包括体格检查和必要的化验检查。女性要排除阴道、宫颈、盆腔等炎症及生殖器畸形；检查乙肝表面抗原和肝功能，避免乙肝病毒的母婴传播；化验血、尿常规，及时发现和治疗泌尿系感染或孕前女性贫血；化验有明确致畸作用的风疹病毒、巨细胞病毒、单纯疱疹病毒、弓形虫血清抗体 IgM。

远离不良因素：戒烟酒，避免接触射线、高温环境、有毒有害化学物质（铅、汞、苯、二甲苯、某些农药）等至少半年以上。

减少药物伤害：服用可能致畸药物时，最好在医师指导下停药一段时间后再考虑怀孕。服用避孕药物避孕者需在停药 3~6 个月后怀孕。

预防：服用叶酸制剂，从孕前 3 个月到孕后 3 个月，可以预防神经管畸形发生。

3　常规产检

产检意义

随着胎儿的生长发育，孕妇和胎儿各系统会出现相应的变化，这些变化如超过正常范围或因孕妇生病不能适应孕期变化，孕妇和胎儿就会出现异常情况，甚至危及孕妇或胎儿生命。

为了保障母婴平安，保证婴儿健康无缺陷，需要进行定期的产前检查。通过适时合理的保健检查，能及早发现和矫治妊娠中出现的疾病或各种异常。

产检频率

根据妊娠各阶段不同的变化特点，将妊娠全过程分为 3 个阶段：孕早期(12 周内)、孕中期(13～27 周)、和孕晚期(28～40 周)。

孕早期：在确诊怀孕后，在停经 12 周内进行第 1 次产前检查。

孕中期：每 4 周进行 1 次产前检查(第 16、20、24、28 周)。

孕晚期：孕 28～36 周，2 周检查 1 次。孕 36 周以后每周检查 1 次。

检查内容

妊娠不同时期的胎儿及孕妇的生理状态都不一样,因此早孕、中孕、晚孕3个不同时期的产检内容也不一样,每一个时期都有其重点检查项目。

早孕产检内容

记录既往病史、药敏史、家族史、月经史、妊娠史等,了解有无影响妊娠的疾病或异常情况。

全身检查:血压、体重、身高、心、肺、肝、脾、甲状腺、乳房等,了解孕妇发育及营养状况。

妇科检查:子宫位置、大小,确定与妊娠月份是否相当,并注意有无生殖器炎症、畸形和肿瘤。

化验血常规、尿常规、乙肝表面抗原、肝功能,行梅毒筛查及心电图检查等。

中孕产检内容

每次体格检查测量血压、体重、宫高、腹围、胎心率,并注意有无下肢水肿。

复查血常规,及时发现妊娠合并贫血;复查尿常规,及时筛查妊娠高血压综合征。

孕15～20周建议做唐氏综合征和神经管缺陷的血清学筛查。

孕20～24周建议做B超筛查胎儿体表畸形。

孕24～28周建议做妊娠合并糖尿病筛查。

晚孕产检内容

继续孕中期体格检查,注意检查胎位,如发现异常及时纠正。

记数胎动并记录;建议定期做胎心监护。

产前复查 B 超,观察胎儿生长发育情况、胎盘位置及成熟度、羊水情况等。

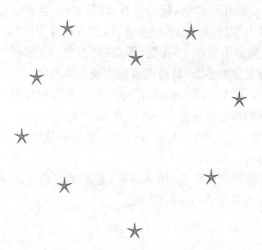

医者的『爱』

假如我拥有无数的专业资格，又通晓广博的医学知识，但没有爱，那么我只不过是一部会行走的医学文献。

假如我掌握尖端的医疗技术，能医百病，但没有爱，那么我只不过是一个医疗机器人。

爱

爱是恒久学习、自知自重、诚实守信、尊重隐私以及恒持最高专业水准。

爱是用心聆听、仔细检查、详尽解释、完整记录、推己及人、设身处地、乐于关怀，以患者利益为依归。

爱是不自夸、不张狂、不草率、不求一己私利、不做过分冒险的事、不计较患者的富贵与贫贱。

爱是以患者为中心，给予充分的关怀和分享，以精益求精的态度善待每一个有需要的人。

爱是不放弃，是在百分之一的希望里做百分之百的努力。

爱是相互尊重、携手共进，是医师对患者的态度，也应该是患者对医师的态度。

爱